Gedankenlos! in eine neue Welt

Martin Brune

Zum Glück ins Jetzt!

Wie das Leben uns findet.
Die Vesseling Energieschule.

Mein Dank an die Klienten
und Teilnehmer der Vesseling Energieschule,
vor allen Dingen an das Leben,
das mir die Chance gegeben hat,
dies alles erleben zu dürfen.

Inhalt

Vorwort

Es gibt keines. Es geht sofort los. Wir haben keine Zeit mehr. Warum das so ist? Wird am Schluss erklärt.

Phoenix aus der Asche

Als ich damals die erste Auflage dieses Buches schrieb, war ich mir sicher, den Stein der Weisen gefunden zu haben.

Ich war Dipl.-Ing und Unternehmer, ein schwer am Burn-out-Syndrom erkrankter Mensch. Ich war mehrfach dem Tode nah. Ich lebte sogar kurz auf der Straße. Ich wurde zum energetischen Lehrer, Musiker, Heiler, Gründer der Vesseling Energieschule und gefragten energetischen (Unternehmens- & Künstler-) Berater:

Das, was ich erlebte, war die erlebte Geschichte von Phoenix aus der Asche.

Wikipedia: „Der Phönix (altgriechisch Φοίνιξ, phoínix, von altägyptisch benu: ‘Der Wiedergeborene/Der neugeborene Sohn‘; lateinisch phoenix) ist ein mythischer Vogel, der verbrennt, um aus seiner Asche wieder neu zu erstehen. Diese Vorstellung findet sich heute noch in der Redewendung ‘Wie ein Phönix aus der Asche‘ für etwas, das schon verloren geglaubt war, aber in neuem Glanz wieder erscheint ...“

Ich war also ganz unten (2002) und kam wieder nach oben, in ein normales Leben.

Aus dieser Erfahrung habe ich das Kurssystem der Vesseling Lehre gemacht, die mittlerweile viele Menschen inspiriert und (noch mehr) in die Kraft gebracht hat. Ich bin nach wie vor der Überzeugung, dass ich den Schlüssel zum Tor der Glückseligkeit in den Händen halte, und jeder kann diesen Schlüssel für sich wieder finden.

Meine eigene Reise, meine Suche, führte mich in die abgelegensten Orte dieser Welt, brachte mich mit den schrillsten Menschen zusammen, ließ mich auf 4000 Meter Höhe nach Südamerika reisen, bis ich endlich merkte, dass keine dieser Reisen mir letztendlich half: Ich konnte nur mich selbst heilen!

Aus diesem Prozess ist in den letzten 10 Jahren (wir schreiben heute das Jahr 2013) eine Energie-/Meditations- & Visionsschule entstanden, die nun Menschen ein Tool, ein Werkzeug an die Hand gibt, sich selbst mit der Kraft des Jetzt (aus der lebensbereichernde Visionen entwickelt werden) zu helfen.

Dieser Weg lohnt sich, das können Sie mir glauben. Ich bin selbst gelebter Teil dessen, was ich mit meinen Assistentinnen und Assistenten lehre. In den Jahren 2008-2012 schrieb ich insgesamt 6 Musikalben. 2005 wurde dieses Buch in seiner ersten Auflage ein Verlagsbestseller. Ich hätte nie gedacht, dass ich mal texten, vor Menschen singen, Vorträge halten, Visionslehrer werden oder ein Team von vielen Assistenten managen kann. Ich habe fast in der Gosse gelebt!

Das zu können, war immer in meinen Träumen. Ohne diesen in der Energieschule gelehrten Prozess hätte ich das nie geschafft. Aber genug der Werbeschreiberei. Sie werden während des Lesens selbst entdecken, ob Vesseling Sie inspirieren könnte, noch mehr „Ihr Ding" im Leben zu finden oder nicht.

Bei mir ist „mein Ding" des Lebens, meine Passion, die Arbeit mit Menschen.

Welche Visionen haben Sie? Keine? Auch gut, dann wird es Zeit, welche zu entwickeln.

„Es ist nicht schlimm, wenn Träume nicht wahr werden. Es ist schlimm, wenn man es nicht versucht."

Da wir in unserer Welt Zahlen so gern mögen:

Gründung des GedankenLos! Vesseling Meditations-/Mediations- & Visionsinstitutes vor ca. 10 Jahren (seit ca. 2002/2003).

Im Jahr 2005 schrieb ich die erste Auflage des Buches ‚Zum Glück ins Jetzt', da ich immer träger wurde, die gleiche Geschichte von mir zu erzählen. Ein Buch sollte mir die Worte nehmen und dem Interessierten die Geschichte geben. Das war meine unfreiwillige und unglaubliche Geschichte und: Ich wurde gehyped. Die einen nannten mich „Heiler", andere wiederum „Scharlatan" oder „Der Magier", andere ein wenig witzelnd „SchaMartin", oder „Der Schamane". Ich fand alle Bezeichnungen fraglich und konnte mich mit keinem dieser Worte identifizieren.

Die einen mochten mich, weil sie Besserung durch meine Sitzungen empfanden, andere wiederum luden mich ein, um einen verrückten Typen im Freundes- & Bekanntenkreis zu haben. Alle aber hatten eines gemeinsam: Martin Brune und das, was er tat, war Dauerthema, und: Sie redeten über mich.

„Du bist erst tot, wenn andere nicht mehr über Dich reden", erzählte mir ein befreundeter amerikanischer Hardrocker.

Es war schon interessant wer alles zu mir kam, um energetische Konsultationen zu bekommen:

Deutsche und amerikanische Politiker, Geschäftsführer, Vorstände, Musiker, Rockstars, aber auch viele Menschen ohne gesellschaftliche Position, Studenten, Schüler, ganz normale Menschen, jung und alt.

Zu dem Zeitpunkt meines „Heilerhypes" kam mir alles schon ziemlich lächerlich vor. Ich sah das Leben, vor allen Dingen MICH, aus der Vogelperspektive. Mit „lächerlich" meine ich im übrigen nicht „zum Auslachen", „klein und mies", oder „undankbar", sondern eigentlich vielmehr, dass das Leben bzw. ich selbst (!) zum Lachen bin/ist – das meint ja auch das Wort lächerlich:

„Da war der Traum eines Jungen, der immer groß und mächtig sein wollte, der Martin, der überall dabei und wichtig ist, und er, ja er, der nun große Martin Brune beriet jetzt auch ganz großen Leute ... Respekt, Respekt".

Größenwahnsinnig, lächerlich, dachte ich damals, lachte mich über mich selbst kaputt. Ich war jahrelang einer Illusion von Größe hinterhergelaufen. Als mir dieses klar wurde, verlor ich die letzte Festung meines Egos. Mir war es seitdem egal wer kam. Ich brauchte es nicht mehr, mich im Licht einer Illusion zu sonnen. Für mich war jeder Mensch gleich. Hauptsache ich konnte helfen.

Es loderte ein Feuer in mir, ein Feuer der Begeisterung, und: Das tut es immer noch. Das, was Teilnehmer in der Vesseling Energieschule lernten, half und hilft! Ihnen selbst und ziemlich vielen Menschen (auch Unternehmen). Die Kurse brachten manche sogar in eine Art Euphorie des Lebens.

Das, was wir während der Kurswochen lebten, entzündete meine Begeisterung, die bis heute immer größer wurde. Das, was ich herausgefunden hatte, hatte tatsächlich das Zeug, die Welt und damit die Menschheit ein wenig lebenswerter zu machen.

Der Mensch ist zu Allem fähig: zu Negativität, Stress, Aggression, Krieg, aber auch zu Frieden, Liebe und Einigkeit. Ich erlebe genau diese wundersame Wandlung des Menschen tagtäglich während der Kurse.

Wenn ich dann von den Kursen in die „normale" Welt zurückkomme, dann hat diese Welt schon etwas sehr Bizarres. Wenn doch alle Menschen einen tiefen energetischen Prozess durchlaufen würden, denke ich manchmal. Die Welt wäre anders. Ich glaube tief und fest an das Projekt „Mensch". Die Kurserlebnisse beweisen es.

Die Zeit davor

Was ich in den ersten Auflagen von „Zum Glück ins Jetzt" nicht beschrieb und damals wegließ, waren Details wie ich dorthin, zum ersten Buch, zu meiner Vesseling Visions-/& Energieschule mit ihren Seminaren gekommen war. Die Anfänge des Institutes liegen ja fast 12 Jahre zurück (2001), die erste Auflage dieses Buches war 2003. Ich war damals zuvor über 8 Monate in verschiedenen Tageskliniken gewesen, lebte danach (fast) auf der Straße.

Ich wollte aber den Leser nicht mit zu schweren, vor allen Dingen vergangenen Geschichten dieser harten Zeit belasten.

Dennoch gab und gibt es während der Kurse immer wieder Fragen zu dieser Zeit, man beschäftigte sich damit. (Liebe(r) LeserIn, die folgenden 2-3 Seiten beschreiben sehr schwere Erfahrungen dieser Zeit, wenn es für Sie leichter weitergehen soll, dann überspringen Sie einfach diese Seiten!)

„... Januar 2001. Wir saßen in der Pause vor der nächsten Psychorunde alle auf dem Sofa. Da war ein Fenster. Auf einmal flog ein Schatten vorbei. Die Sirene ging. Alle Ärzte schnellten raus, in den Hinterhof der Klinik. Wir mussten drinnen bleiben. War es wirklich wahr, dass sich jemand umgebracht hatte? Uns wurde nichts gesagt, nur die Ärzte, die zurückkamen, waren alle schockbleich. Ich weiß bis heute nicht, was damals geschah. Ich weiß nur, dass ich damals bei der Idee, Gleiches zu tun, keine Angst davor hatte. Ich war in einem Zustand der absoluten Verzweiflung ..."

„... Früher hab ich immer über psychische Krankheiten gelacht. Die sollen sich alle mal zusammenreißen, habe ich immer gespöttelt. Als ich in die Tagesklinik kam, konnte ich mich schon nicht mehr selbst ernähren, die Schuhbänder zumachen, geschweige denn einkaufen. Wie stark die Psyche meinen Körper in Besitz nahm und ihn fast in die Lähmung trieb, hab ich am eigenen Leib erfahren. Für mich war es die schlimmste Krankheit, die ich je erlebt habe. Man ist außer Kontrolle, weiß nicht mehr, was man sagt, denkt, ist nicht mehr klar im Geiste – kurz vor der Entmündigung. Man braucht Hilfe. Man braucht die Medizin. Man braucht Ärzte. Keine schamanische Schule, auch nicht meine Vesseling Energieschule, hätte mir damals geholfen. Ich war heilfroh, brach in Tränen aus, dass es so etwas wie Tageskliniken gab ..."

„... der Grund meines Rauswurfs damals aus der letzten Tagesklinik war, dass die Psychologen merkten, dass es mir besser ging. Während der Morgenrunden in der Klinik, da gab es so einen Moment, in dem ich erzählte, dass ich wieder joggen würde, neue Ideen zur Gründung von Internetfirmen hätte und auch was mit einer Frau angefangen hatte. Außerdem erzählte ich, dass ich mich in der Tagesklinik sehr wohl fühlte, hier schon richtig Freunde gefunden hatte, eine Art Familie. All das muss wohl für die Psychologen zu viel gewesen sein. Ich wurde also wirklich regelrecht rausgeschmissen. „Zwei Wochen noch, aus, basta!"... Hinterher wurde mir klar, dass es mir ein wenig besser ging, und ich den Platz für einen Menschen, dem es deutlich schlechter ging als mir, blockieren würde ..."

„... Noch in der wohligen Wärme der Tagesklinik beschloss ich innerlich, dass es mir nach der Entlassung weiterhin so richtig gut gehen sollte. Aber als der Termin des letzten Tages nahte, wurde mir klar, dass Vorsätze wenig Kraft hatten: Mir ging es einfach nur noch scheiße. Dennoch gab es kein Zurück mehr. Ich hätte wohl auch nicht länger bleiben können – die Krankenkasse finanzierte wohl damals „nur" 4 Monate am Stück und danach hätte ich eh gehen müssen. Der letzte Tag in der Tagesklinik glich einem Tränenmeer. Wir kannten uns alle schon fast vier Monate und so skurril wir uns in den Anfängen dieser Zeit gegenseitig fanden, desto mehr hatten wir uns lieb gewonnen. Die nächsten Wochen und Monate, bis ich die erste Berührung mit Schamanismus hatte, waren wie ein Horrorfilm für mich – ich stürzte in ein Megatief – die Tagesklinik gab mir mehr Halt, als ich dachte ..."

„... Ich wäre ohne Medizin und die Arbeit von Ärzten nicht da raus gekommen. Vor der Einlieferung in die Klinik war mein Körper wie eingefroren, steif, rot, schwitzig und kalt zugleich. Ich konnte mich nicht mehr selbst ernähren, geschweige denn einkaufen. Ich konnte noch nicht einmal 1+1 zusammenzählen, geschweige denn mir PIN-Nummern merken, Schnurbänder zuziehen, überhaupt mich anziehen – über Monate, das muss man sich mal vorstellen. Ich war der lebende Beweis, dass sich die Psyche irgendwann im Körper durchschlägt wie ein Vorschlaghammer. Ich war ein Wrack und auf Hilfe angewiesen. Hätte ich meine Eltern nicht gehabt, dann wäre ich in der Gosse gelandet – ohne Medizin in diesem Stadium wäre ich schon längst tot, da bin ich mir sicher ...Während der Entlassung sagten mir die Ärzte: „Herr Brune, Sie müssen sich psychologische Hilfe suchen, wir wissen nicht, ob Sie da jemals wieder raus kommen ...“ Das war meine gefühlte Abschlussdiagnose.

„Wir können nur lernen ‚Ja‘ zu sagen zu dem, was ist, den Widerstand gegen das, ‚was ist‘ auflösen.“

„... In den Nächten lag ich meistens wach. Ich grübelte, mein Körper war todmüde, aber im Geiste fuhr ich Karussell. Ich nahm Tabletten – Schlaftabletten, die angeblich nicht abhängig machten, aber auch solche, die es taten. Mir war alles egal. Wenn man ein paar Monate am Stück nicht schlafen kann, dann wird man fast wahnsinnig, dann ehrt man die Medizin, die Ärzte, einfach alle Menschen, die einem irgendwie helfen ...“

„...Meine Freunde hatte ich schon lange nicht mehr. Mit der Zeit verabschiedeten sich fast alle von mir. Damals dachte ich, dass es schon etwas von Darwin hat: ‚Die Schwachen werden ausgestoßen‘. Es war schrecklich. Selbst ‘gute’ Freunde, von denen ich dachte, sie würden mit mir durch ‚dick und dünn‘ gehen, waren nicht mehr da. Heute vermute ich, dass ihnen meine Krankheit zu heftig war, sie nichts damit anfangen konnten. Nicht ein Telefonanruf kam mehr. Es gab aber auch solche, die sagten: ‚Der soll sich mal zusammenreißen, der Penner‘, dabei fühlte ich mich, als würden sie noch nachtreten.“

„...Der Sommer stand vor der Tür. Zum Glück, dachte ich damals, und da ich nicht wusste, wohin mit mir, setzte ich mich in den Park, den Kölner Volksgarten. Dort saßen sie alle – gestrandete Lehrer, Akademiker, Malermeister, junge Menschen, alte Menschen und ich auch. Ich versuchte mich damals mit der Idee abzufinden, dass ich da landen würde. Drei Monate saß ich da, im Park, ich war also ganz unten angelangt. Obwohl ich noch eine Wohnung hatte, blieb ich auch manchmal nachts da. Es wird einem irgendwann alles scheißegal. Aufgeweckt hat mich oft der Wagen vom Straßenfeger, der um die Parkbänke herum den Müll aufsog, oder ein Hund, der pissen musste ...“

„... Ich hatte einen Psychologen gefunden. Endlich. Die Krieger des Lichts aus der Tagesklinik (die Klinikärzte und Psychologen) rieten mir damals einen zu suchen ...“

„... Wenn man in dieser Lage ist, findet man nur schwer einen Therapeuten. Man glaubt gar nicht, wie ausgebucht die meisten sind, Wartelisten bis zu 6 Monate. Viele waren auch in der Position, Menschen auszuwählen. Aber ich brauchte jetzt Hilfe! ... Dieser war nett, kam auch aus dem Ruhrgebiet, hatte eine Praxis am Friesenplatz ...“

„... Mit ihm sollte ich in den nächsten Monaten und Jahren über 400 Stunden therapeutische Sitzungen haben ...“

„... Nach jeder Sitzung blickte er immer auf die Uhr, nahm einen Stift, machte einen Strich unter seine Aufzeichnungen, legte den Block zur Seite und beendete mit: ‚Herr Brune: Es bleibt schwierig‘, lächelte, gab mir die Hand, dann musste ich gehen ...“

„... Ich hatte ca. 1-2 Mal die Woche eine Sitzung. Jede Sitzung war wie ein Strohhalm für mich. Meine Woche teilte sich in diese zwei kostbaren Stunden der Offenheit. Dazwischen hing ich durch, schrieb Texte, versuchte mich abzulenken ...“

„... mich traf der Schock, als ich diesen Brief von der Techniker Krankenkasse las: Ab Oktober stellen wir die Zahlungen an Sie ein. Ab Oktober konnte ich also keine Miete mehr bezahlen ...das war das Ende!“

„... Herr Brune, um die Schuhe zu erstehen, können Sie bar oder mit EC-Karte bezahlen. Ich gab die EC-Karte. Die Dame probierte drei Mal das Geld einzuziehen. ‚Die Karte ist gesperrt!‘, raunte sie, nahm die Schuhe wieder an sich und bedeutete mir in Richtung Ausgang. Ich hab mich gefühlt wie ein Penner. Jetzt war ich es auch und lief wieder zum Park ...“

„... meine Eltern kamen am Sonntag. Ich schaffte es nicht, die Wohnung aufzuräumen. Ich war zu fertig. Ich bestellte Sie zum Hauptbahnhof, da gab's ja auch ein Restaurant. Als ich dort ankam, war noch niemand da. Ich ging hoch in die Bücherei – Ludwig hieß die damals. Ich lehnte an einem Bücherregal und eine Dame brachte in einem Behälter neue Bücher. Da war ein Buch mit einem Menschen, aus dessen Kopf komische Bilder kamen. Ich fühlte mich sofort angesprochen ...“

„... Der Autor dieses Buches veranstaltete auch Seminare in Holland, mit echten Indianern. Da musste ich hin, ich fühlte mich angezogen ...“

„... Vor dem Indianer bildete sich eine Schlange, etwa 30 Meter lang. Als ich endlich dran war, wollte ich ihm meine Lebensgeschichte erzählen, ‚warum‘ ich so krank bin, die Zusammenhänge erklären usw. Er sagte aber nur: ‚Cállate y túmbate‘ – ‚Halt den Mund und leg Dich hin‘. Zumindest verstand ich das damals so, und ich war bockig, wurde darüber sauer: ‚Was? Du hörst mir nicht zu? ... Ich hab doch eine so interessante und tragische Geschichte zu erzählen ...‘ und nach einem kurzen Hin und Her legte ich mich hin ...“

„... Mein Körper zuckte ein paar Mal, ich sah vor meinem inneren Auge Schatten, ich hörte Rascheln ...Ich weiß nicht, wie lange ich da auf dem Boden lag. Ich weiß nur, dass es mir danach ein wenig besser ging, und zwar so viel, dass mein innerer Forscher- & Kämpfergeist geweckt wurde: Es musste doch noch was geben. Vielleicht hatten die Ärzte mit ihrer Diagnose über mein zukünftiges Leben doch nicht Recht ...“

„... Zum Schluss sagte der Indianer zu mir : ‚Du hast eine große Begabung, als Heiler zu arbeiten‘, und verabschiedete sich von mir : ‚Eres mi hermano ... Du bist mein Bruder‘...“

„... Ich? Heiler? Was? Ich bin Dipl.-Ing. und wollte, nachdem es mir vielleicht irgendwann wieder besser geht, auch in diesem Bereich arbeiten. Mir ging das alles nicht aus dem Kopf. Ich blieb also noch ein paar Tage, da dort auch eine Art Startkurs in Sachen Heilarbeit gegeben wurde ...“

„... Als ich nach der Sitzung mit dem Indianer um die Ecke verschwand, hörte ich, wie er zu jemand anderem sagte: ‚... Du hast eine große Begabung, als Heiler zu arbeiten, Du bist mein Bruder ...‘ Zuerst war ich darüber geschockt, dann, später aber schmunzelte ich: ‚Gute Marketingstrategie ...alle sind Brüder und Schwestern also ...‘,,

„... Die Tage vergingen mit unzähligen Heilsitzungen, die wir einander zu den verschiedensten Themen gaben: Angst vor der Zukunft, psychosomatische Beschwerden, einfach alles wurde thematisiert. Da gab es Männer und Frauen, die alles im Leben haben, aber immer traurig sind. Schwere Themen sind dabei. Und ich würde es nicht schreiben, wenn ich es nicht selbst erfahren hätte: Viele Themen waren nach diesen Sitzungen deutlich milder ...“

„… Ich fuhr also nach Köln zurück mit einem neuen Auftrag. Es ging mir zwar immer noch ziemlich schlecht, aber nicht mehr so schlecht wie vorher. Mir ging das ‚Du hast eine große Begabung, als Heiler zu arbeiten' nicht mehr aus dem Kopf, auch wenn der Indio es allen gesagt hatte. Aus Spaß lud ich Freunde ein und machte mit ihnen Sitzungen zu allen möglichen Themen."

„… Was half nur den Leuten? Ich tat doch eigentlich gar nichts, als ihnen meine Aufmerksamkeit und Stille zu geben. Das Einzige, was ich wahrnahm, war, dass ich während dieser Sitzungen am Anfang die verrücktesten Bilder sah und am Schluss sich diese Bilder in etwas sehr Positives, Helles verwandelten … Ich war ratlos, war nur mit der Wirkung konfrontiert und selbst darüber völlig sprachlos. Zu diesem Zeitpunkt wurde ich zum Forscher in Sachen Energiearbeit …"

„… Es war einfach nicht zu glauben, aber den Menschen, die zu mir kamen, schien es viel besser zu gehen. Das sprach sich herum. Ich nahm in den Anfängen Schokolade als Gegenleistung, bis meine Küche voller Schokolade lag …"

„… Aber es war mir auch schon klar, dass ich kein Indianer werde. Auch wenn mich die indianischen Erlebnisse immer noch beschäftigten, wusste ich instinktiv schon, dass es etwas ganz anderes war, was mich mich wieder besser fühlen ließ … nur was, das sollte sich erst Jahre später zeigen …"

Die 1. Entdeckung: Die Welt der Energie, Befreiung von Blockaden

„Wenn ich heute auf diese Zeit zurückschaue, dann weiß ich, dass ich ohne die Medizin nicht aus meinem Tief herausgekommen wäre. In unsere Energieschule kommen keine kranken Menschen. Kranke Menschen brauchen, so wie ich damals, ärztliche Hilfe. Noch immer bin ich allen Ärzten und Psychologen von damals sehr dankbar."

Elenor

Ich kann den See nicht sehen, aber ich kann ihn durch das leichte Plätschern der kleinen Wellen hören. Überall ist Nebel, und der Kondor sitzt auf einem kahlen Baum, der ganz nahe bei diesem See steht. Ich kann ihn riechen, den See. Das Wasser riecht modrig – irgendwie nach Holz. Holz, denke ich. Ich kann hören, wie sich Holz bewegt, wie es knarrt. So wie die Dielen eines alten Segelbootes. Der Kondor sitzt dort auf dem Baum, der ganz schwarz ist. In seinen Augen stehen Schock und Hilflosigkeit zugleich geschrieben. Überall ist Nebel. Deswegen kann der Kondor nicht fliegen. Weil er nicht sehen kann.

Ich nehme den Nebel aus dem Bild heraus, der Nebel verschwindet langsam und das Bild wird deutlicher. Dort unten am See, da liegt ein Boot – da kommen also der modrige Geruch und das Knarren her. In dem Boot liegt eine Frau. Sie ist schwanger. Sie hat ein Kleid an, das aus einem anderen Jahrhundert zu sein scheint. Ganz hinten am See sehe ich ein Haus brennen. Es riecht nach Rauch. Die Frau liegt im Sterben.

„Wo kommst du her?", frage ich.

„Dort drüben aus dem Haus", sagt sie mit schwerer Stimme.

„Was ist passiert?"

„Wir sind überfallen worden. Wir sind sehr vermögend, und der größte Neider meines Ehemannes ist sein Bruder, der immer ein Taugenichts war ..."

„Wo ist dein Mann?"

„Er ist tot. Alle sind tot. Der Bruder meines Ehemannes wollte nur Geld, aber die Auseinandersetzung ist handgreiflich geworden. Dabei haben die Vorhänge Feuer gefangen und ..."

„Und? ...Und?", frage ich. Sie kann kaum noch sprechen – sie ist zu erschöpft.

„Taugenichts!", denke ich und schaue mir ihr Kleid an, das mit Blut überströmt ist. 18. Jahrhundert würde ich sagen. „Taugenichts" – passt auch irgendwie, schlussfolgere ich. Weiter.

Der Kondor schaut dem Treiben zu und will frei sein. Er will frei sein von diesem schrecklichen Bild.

„Wie heißt du?", frage ich erneut die schwangere Frau im Boot.

„Caroline de Metier", flüstert sie mit schwacher Stimme.

„Caroline, willst du ans Licht? Ich meine, du bist schon so lange hier am Ufer – über zweihundert Jahre. Willst du ans Licht? Willst du nun endlich frei sein?", frage ich.

Schweigen. Stille. Heftige Flügelschläge schallen über den See, kommen mit Echo zurück. Der Kondor wird unruhig, schlägt mit seinen Flügeln, so, als könne er es nicht mehr erwarten, loszufliegen.

„Ja ...", sagt sie leise. „Ich habe so lange auf Rettung gewartet. Ich will nicht mehr hier sein. Bitte, bitte führe mich und mein ungeborenes Baby ans Licht."

Plötzlich sehe ich zwei Wesen in diesem Bild. Sie heben die Frau aus dem Boot, nehmen sie vorsichtig unter die Arme und verschwinden mit ihr durch einen Lichtkanal, der sich vom Boot gen Himmel gebildet hat.

Sekunden später verschwinden der See, der Baum, das brennende Haus. Der Kondor fliegt, fliegt weit weg. Er ist wieder frei. Das, was bleibt, ist pures Licht. Pure Energie. So, als ob ich auf ein sich drehendes Lichtrad schauen würde. Warmes Licht. Angenehm.

Die Behandlung ist vorbei. „Oh Martin – das ist einfach unglaublich", sagt Elenor und beginnt zu weinen, nachdem ich ihr erzählt habe, was ich bei ihr gesehen habe: Die sterbende Caroline de Metier, vermutlich eine ihrer Vorfahrinnen, und das schreckliche Ereignis am See, das ganz offensichtlich von Generation zu Generation weitergegeben wurde und sich nun wahrscheinlich aufgelöst hat.

Die Koffer stehen noch in der Diele meines Instituts. Ich war gerade aus Wien von einer Vortragsreihe zurückgekehrt und kam pünktlich zur

Sitzung um acht Uhr abends an. Fernbehandlung per Telefon. Elenor ist eine Klientin aus Los Angeles, eine der erfolgreichsten Energieseherinnen Nordamerikas. Auch diese brauchen Sitzungen, da sie mit sehr vielen Menschen Kontakt haben und deshalb oft schweren Energien ausgesetzt sind.

Verzweiflung und auch das Gefühl von Trauer waren „ihr Thema" im kurzen telefonischen Vorgespräch: das permanente Gefühl von Trauer und ein „Irgendwie-gehemmt-Sein", Stagnation im Leben.

Im Nachgespräch löst Elenor ihre Lebens-Stagnation selbst auf: Sie und ihr Mann versuchen schon seit über 15 Jahren Kinder zu bekommen. Es hat nie funktioniert. Bis heute hatte sie drei Abgänge gehabt und den Kinderwunsch für sich eigentlich beiseite geschoben. Dass die Niedergeschlagenheit, die Frustration und das sporadische Gefühl der Sinnlosigkeit im Leben durch die Energiestörung, also die schwangere Frau, den See und die anderen Erscheinungen kommt, hätte sie nicht für möglich gehalten, obwohl sie selbst als Schamanin arbeitet.

Sie fühlte sich all die Jahre wie dieser Kondor. Und die Ohnmacht der schwangeren Frau im Bauch war auch ständiger Begleiter.

Sie werden sich nun sehr wundern. Was schreibt der da? Mit diesem Quatsch soll Elenor geheilt worden sein? Um Himmels willen! Die Auflösung der Verwunderung wird in diesem Buch geschehen. Dabei geht es mir am wenigsten darum, meine Leser damit zu faszinieren, was ich während der Behandlung sehe und unternehme. Im Grunde tut das gar nichts zur Sache, denn die Klienten müssen sich mit dem Bild überhaupt nicht auseinandersetzen. Ich bräuchte ihnen die Bilder nicht einmal zu erzählen, aber natürlich ist jeder Klient neugierig darauf, wer oder was in seinem Energiefeld ist. Und auch wenn Elenor anschließend eine Parallele zu ihrem Kinderwunsch zieht, ist diese Analogie nicht ausschlaggebend für die Sitzung. Wichtig ist allein, dass die Frau in dem Bild ihren Frieden findet und der Kondor wieder fliegen kann. Das ist eine andere Ebene. Eine Bildebene. Energie, die durch Bilder informiert. Jetzt ist ihr Energiefeld von einem dunklen Fleck gereinigt.

Noch mehr Quatsch, denken Sie.

Seitdem ich mit Energien arbeite, die Schule und das Institut gegründet habe, habe ich so gut wie überhaupt keine Zeit mehr. Mein Beruf bereitet mir Spaß. Unendlich Spaß. Die Sitzungen sind äußerst erfolgreich und werden mittlerweile von meinen Assistenten durchgeführt. Und: Ich muss ein Buch darüber schreiben. Über Energiearbeit. Darüber, wie „meine" Energiearbeit funktioniert.

Bücherschreiben ist wirklich Menschen mit viel Sitzfleisch und extremem Recherchedrang vorbehalten, denke ich. Wozu das Ganze? Welche Intention hat das Buch? Mehr Menschen zu erreichen? Wissen zu verbreiten? Ja, das vielleicht, das könnte es sein. Wenn es dazu dient, dann schreibe ich es gerne. Auch wenn sich das „Wissen" nur schwer aufschreiben lässt. Das Buch muss kurz sein, es muss wachrütteln und einen Weg aufzeigen. Einen Weg „aus der Schwere" des Lebens. Denn eigentlich hat die Natur ein problematisches Leben nicht vorgesehen – warum soll dann ein großes Buch, oder vielleicht sogar viele Bücher, über etwas geschrieben werden, was nicht „vorgesehen" ist? Glauben Sie mir – die Natur lehrt uns einen einfacheren Weg des Lebens, wenn wir uns wieder mit ihr verbinden, also einswerden.

Die Vorbereitung

Es gibt zwei Gründe für das Aufschreiben meiner Geschichte. Der erste ist das unglaublich hohe Feedback meiner Klienten, qualitativ wie quantitativ. Der zweite ist mein mich selbst überwältigender Weg, der Schritt für Schritt in der Welt der Naturkräfte Fuß fasst, ohne es selbst zu forcieren – und dabei Dinge zu erleben, die ich nie für möglich gehalten habe. Und das nur vorweg: Sobald sich etwas in unserem Energiefeld verändert, d.h. die Naturkräfte wieder wirken können, verändert sich alles um uns herum – vor allen Dingen die Lebensqualität. So auch in meinem Leben. Am Ende von energetischen Naturprozessen finden Sie „Ihr Glück": nämlich zu Ihrem Lebensvertrag, der dank energetischer Prozesse endlich freigelegt wurde. Genau wie bei mir selbst.

Meinen Werdegang finden Sie in den „El mundo energético"-Kapiteln (dt. "Die energetische Welt") chronologisch erzählt.

Niemand muss „daran glauben"

Ich will und werde Ihnen nichts erzählen, was Sie glauben müssen. Sie werden auch nicht in eine undurchschaubare Sache hineingezogen, die kein Ende nimmt. Die Sitzung selbst dauert vielleicht dreißig Minuten und wird bei meinen Klienten am Anfang maximal drei Mal durchgeführt. Dabei werden noch nicht einmal die Gardinen zugezogen. „Ob Sie's glauben oder nicht" ... das spielt in dieser Form der Energiearbeit keine Rolle. Sie können danach alles vergessen, Sie müssen nicht interpretieren, nicht der Sache hinterhergehen, nicht grübeln, gründeln oder überlegen. Ihr Problem hat sich ja bereits verändert. Selbstverständlich versuchen wir, uns einen Reim darauf zu machen. Worauf? Möglicherweise darauf, dass es uns nach der Behandlung plötzlich besser geht. Dass das Unwohlsein verschwindet. Dass der Dauerclinch mit der Mutter von selbst beigelegt wird. Dass Sie auf einmal das Jobangebot bekommen, um das Sie sich immer vergeblich bemüht haben.

Entscheidend ist einzig und allein, dass diese Art der energetischen Arbeit tausendfach zu Erfolg geführt hat. Die Bestätigung dafür finden Sie im zweiten Teil, wo Klienten von ihren positiven Erfahrungen berichten. Die Intention dieses Buches liegt genau darin: zu zeigen, dass die Sache klappt. Es ist so einfach. Und es ist ein Tool, das uns jahrzehntelange Prozesse der „Arbeit an sich selbst", schlechtes Gewissen, Plagen oder Schuldzuweisungen ersparen kann. Und man muss nicht einmal daran glauben. Willkommen, liebe Skeptiker.

Die eigene Vision leben

Oft haben sich die Lebens-Parameter meiner Klienten nach ihrer Aussage umgestellt, als hätte ein Kompass die Himmelsrichtungen neu justiert.

Die meisten von uns leben nicht das Leben, von dem sie träumen. Da ist der Job, aber eigentlich wollte man ja immer Musiker, Schriftsteller, Gärtner sein oder einfach nur mit Menschen arbeiten. Da ist der Partner, mit dem es so halbwegs funktioniert, aber eben nur halbwegs, und das, was uns fehlt, besorgen wir uns woanders. Da ist dann noch die Stadt, in der wir schon lange nicht mehr leben wollen; der Traum vom Leben auf dem Land steht noch wie ein Fragezeichen im Raum.

Die meisten Hochbegabten der Zeit beginnen im frühesten Alter im Vollbesitz ihrer reinen energetischen Kräfte zu leben und zu arbeiten. Für sie ist das keine „harte" Arbeit. Denn sie arbeiten auf ihrer Bestimmungslinie – und das schon in relativ jungen Jahren.

Die meisten von uns erfahren jedoch durchschnittlich im Alter von vierzig Jahren ihre wirkliche Bestimmung, weil dann oft ein einschneidendes Erlebnis eintritt wie eine Depression, der Verlust des Partners oder einfach eine Midlife-Crisis.

Solange aber nichts passiert, bewegen wir uns in den gleichen Mustern. Und wundern uns, warum sich nichts ändert. Warum wir uns mehr im Kreis drehen, als wir weiter kommen, oder warum zum Beispiel jeder Partner die gleichen Probleme mit sich bringt.

Deshalb dieser Text. Er verändert nicht – das kann man nur selbst. Er berät nicht. Er belehrt nicht. Er be-schreibt, was mir in der Zwischenzeit als Energieseher „widerfahren" ist und was auf diesem Weg passiert. Dadurch wird er allerdings zur Beweisführung, dass hier Naturkräfte am Werk sind, die von außen betrachtet ungeheuerliche Wirkung zeigen.

Ich habe gelernt, diese Naturenergien zu sehen und mit ihnen zu arbeiten. Doch eines nach dem anderen.

Dieses Buch thematisiert meine Entwicklung vom „Unternehmer, Ingenieur und Skeptiker" zum Energieseher und Lehrer, die Auswirkung der energetischen Therapieerfolge auf den Sinn des Lebens der Klienten, auf das „Finden" der Bestimmung in Form von Berufung, Liebesglück, auf welche Lebensbereiche auch immer.

Dieser Ansatz unterscheidet dieses Büchlein von Texten, die Methoden lehren wollen, von Ayurveda bis Reiki. Geheilt wird nur in der Praxis, nirgendwo anders. Das kann ein Buch nicht leisten.

El mundo energético zero

Als Diplom-Ingenieur für Elektrotechnik durchlief ich eine sehr ungewöhnliche Karriere. Meine „äußere" Karriere entsprach die eines „High Potentials" – wie Personalberater mich damals nannten: Studium in 10 Semestern, fließend drei Sprachen, Studienarbeit im Ausland, Auslandssemester.

Aber wie sah es wirklich in mir aus? Nach dem Abitur hätte ich am liebsten Psychologie studiert. Oder Musik. Ich wollte immer viele Instrumente spielen. Niemand konnte etwas damit anfangen. „Das ist alles brotlose Kunst", sagte mein Vater.

Nach ein paar Jahren als Angestellter bei mehreren Unternehmen machte ich mich selbstständig.

Als ich die Firma gründete, wusste ich, dass ich das nicht das ganze Leben machen würde. Ich wollte immer mit Menschen arbeiten. „Jetzt ist es zu spät, Psychologie zu studieren", sagten Freunde. „Und was soll mit Musik sein? Häng die Gitarre an die Wand ...".

Doch unter dieser nach außen glanzvollen Hülle steckte ich, ein zutiefst zerrissener Mensch, labil, grüblerisch und depressiv. Geplagt von Albträumen und Platzangst, Unsicherheit und Panikattacken, von Juckreiz und Verspannungen, Magen- und Rückenschmerzen, um nur einige meiner Symptome zu nennen.

Ich hatte immer einen Therapeuten. Ich kam mit der Bilderflut nicht klar. Mit den Monstern, die aus den Köpfen der Menschen krochen. Wie Schnappschüsse reihten sich ihre Fratzen aneinander. Ich soll eine leichte Psychose haben, sagen die Therapeuten.

Im Alter von ca. 30 Jahren kam dann der Bruch.

Meine Depressionsschübe wurden immer stärker, so stark, dass ich sie nicht mehr nach Außen vertuschen konnte. Und so kam es, dass ich für sieben Monate an eine psychiatrische Tagesklinik überwiesen wurde.

In der Tagesklinik begegnete ich meinem größten und wichtigsten Lehrer: meiner Krankheit.

Immer wieder habe ich meine Therapeuten gefragt: „Wann verschwinden endlich die Farben und das Licht, die Monster, Viecher und Fratzen, die ich sehe? Wann endlich muss ich nichts Irreales mehr sehen?" „Ich denke, Sie müssen damit leben", sagte man mir zum Abschied.

Meine äußere Karriere als Ingenieur und nach außen strahlender Erfolgsunternehmer war damit beendet. Endgültig. Und das machte mir Angst. Riesige Angst.

Eine andere, im Grund genommen „innere" Karriere hatte begonnen, denn von extremen Existenzängsten geplagt, auf der Suche nach Besserung, musste beziehungsweise durfte ich mich mit vielen Heilrichtungen beschäftigen.

Die Begegnung mit einem indianischen Heiler brachte den Durchbruch. Ich wurde schlagartig von der Schwere meiner Depression geheilt. Heute weiß ich, dass es nicht der Heiler war, der mich heilte, sondern ich heilte mich selbst.

„Was wirkt, hat recht" lautet ein Sprichwort

Ich habe es dem Druck der Teilnehmer der Energieschule zu verdanken, dass diese Bilanz in Form eines Büchleins zustande gekommen ist. Mit diesem Text gebe ich Ihnen etwas davon zurück. Tausende haben seither den Vesseling Prozess erlebt. Nur durch das Feedback dieser Klienten weiß ich, dass es wahr und richtig ist, was ich Ihnen erzähle.

Alles, was hier steht, ist geschehen. Deshalb steht hier nichts, was man nicht greifen, also begreifen könnte. Es sind Resultate. Glauben Sie mir, ich brauchte selbst viel Zeit, all das zu verstehen. Es handelt sich allerdings um ein Wissen, das vor langer Zeit auch in Europa, auch in Deutschland existierte. Wir haben es durch viele kulturhistorische Ereignisse verloren. Aber das „Urwissen" schlummert ganz tief in uns und muss nur wieder an die Oberfläche gebracht werden.

In der Vesseling Energieschule lehren wir die Rückgewinnung der unglaublichen Kräfte der Intention und Intuition. Im Seherkurs („Seeing") lernt man, Energien zu sehen. So werden die eigenen Wunden, das Unwohlsein, die Schmerzen in Quellen der Kraft verwandelt. Man lernt, ungünstige Lebensentwürfe aufzulösen und eine glückliche und gesunde, reichhaltige Zukunft zu finden.

Es geht im Leben um gesundes Wachstum, so wie auch der Weg der Natur ist. Zentrale Aufgabe unseres Daseins ist also, den Acker unseres Lebens zu bestellen – mit der Kraft der Vision.

Die meisten Menschen sind noch nicht auf dem richtigen Weg. Es liegen noch schmerzhafte Steine herum. Und die müssen weg. Nur wenn wir unsere Wunden verwandeln, können wir eine Glück bringende Zukunft finden und ins Wachstum gelangen.

Die Lösung ist einfacher, als wir denken. So simpel, dass es einem halbwegs Gebildeten spanisch vorkommen muss, was ich hier schreibe. Und das ist es ja auch zum Teil ... der „Stein der Weisen" liegt quasi vor der Haustür – wenn wir bereit sind, unser Weltbild auf den Kopf zu stellen. Der Schlüssel zu allem ist ein Wort:

Ja! – Ja zu sich selbst.

Glück und Bestimmung

El mundo energético uno

Nach der Heilungserfahrung wieder in Deutschland, dachte ich oft an diesen Indianer. Er war es, der meine schreckliche Depression ein wenig linderte. Zumindest dachte ich zu diesem Zeitpunkt, dass er es gewesen sei. „Eres mi hermano", sagte er damals: „Du bist mein Bruder". Was hatte das zu bedeuten? War ich nun mit ihm verbunden? War das eine Ehre - oder nur so ein Spruch? Er sagte es ja zu jedem.

Köln kam mir nach meiner eigenen Heilungserfahrung sehr fremd vor. Die Stadt war laut, nass und dunkel. Energetisch dunkel. Und meine Wohnung war es auch. Die Bilder, die Stühle, die Tische, die Schränke, das, was auf den Fensterbänken herumstand: alles Schrott. „Alles Zeug aus der Vergangenheit", dachte ich, als ich wieder in meiner Wohnung war.

In den nächsten Tagen räumte ich auf. Ich schmiss quasi die halbe Wohnungseinrichtung hinaus. Bis es hell war. „Das Innere manifestiert sich im Äußeren", kam mir in den Sinn, „niemals umgekehrt".

Wie werden wir glücklich?

Die Energiearbeit lässt sich nur schwer in Worte fassen. Außerdem geht es bei dieser Form der Energiearbeit, so wie ich sie nenne, um viel mehr als nur um Besserung des Wohlbefindens oder Veränderung von Problemen.

Es geht um die Zukunft eines jeden. Es geht um Bestimmung, nicht im Sinne von Bestimmt-Werden, sondern von Selbstverwirklichung. Ein guter energetischer Zustand ist quasi eine Grundvoraussetzung dafür.

Wenn wir wirklich ganz werden, können wir unsere Bestimmung erreichen, sie leben. Denn dann haben wir uns von allem Ballast befreit, seien es Ängste, Zweifel, Unwohlsein oder körperliche Beschwerden. Denn dann drehen sich all unsere Lebens-Parameter. So wie wir von lieb gewonnenen Gewohnheiten ablassen, wenn wir heiraten, wie wir anders denken und leben, wenn wir ein Kind ans Licht der Welt bringen – genau so ändern sich die Dinge um uns herum, wenn unsere Energie frei fließen kann.

Umgekehrt baut sich unser Leben aus allen „inneren" Parametern um uns herum auf. Ein einfaches Beispiel: Wenn Sie das Problem haben, dass Sie nicht lange Auto fahren können, werden Sie stark an Ihren Wohnsitz gebunden sein. Die Ausübung eines idealeren Jobs, welcher die Anfahrt mit dem Auto nötig macht, wäre für Sie unmöglich. Also verzichten Sie wegen Ihrer Angst auf den Wechsel zu einem neuen Arbeitgeber.

Wir arrangieren uns mit unseren Problemen und entwickeln auch Vermeidungsstrategien, um unter anderem unseren Ängsten nicht zu begegnen.

Wenn wir dagegen wirklich in unserer Kraft sind, und das sind die wenigsten, dann können wir nur „Kraftvolles" anziehen. Dann existiert kein Mangeldenken.

99 Prozent meiner Klienten kommen aus dem Gefühl von Mangel oder Angst. Die Angst davor, dass irgendwann nicht mehr genug Geld da ist, nicht genug zu essen, nicht genug Luft zum Atmen, nicht genug hiervon, nicht genug davon. Viele haben Angst davor, die Liebe könnte vorbei sein oder noch schlimmer: nie wiederkommen. Wenn wir in unserer Kraft sind, dann gibt es diese Ängste nicht. Im Seherkurs („Seeing") der Energieschule arbeiten wir im ersten Schritt mit dem Mangeldenken und löschen es energetisch. An die Stelle dieser dunklen Flecken tritt Energie – Ihre Lebensenergie, wenn Sie so wollen. Und diese Lebensenergie drückt sich in Kreativität aus.

Soll ich darüber schreiben? Ist das interessant? Sollten das die Leser wissen? Ist das Wort „Bestimmung" nicht zu religiös? Ist das Wort nicht zu stark mit dem Wort „Schicksal" verbunden und damit mit einer Art Opferrolle? Soll ich schreiben, dass viele Menschen die Kurse buchen und ihre Bestimmung gefunden haben? Soll ich vielleicht darüber schreiben, dass die Energieschule eigentlich eine Lebensschule ist, in der man lernen kann, mit Energien sein Leben zu erschaffen?

All diese Fragen kann ich jetzt nicht beantworten – ich kann mich nicht entscheiden. Ich fahre erst einmal zum Institut. Heute habe ich sechzehn Behandlungen – ein ganz normaler Tag.

Franziska

Ich beginne mit Franziska. Ihr Thema ist ein unglaublicher Groll gegen ihre Schwiegereltern, die sie nicht akzeptieren wollen. Schon gar nicht ihre Arbeit, sagt sie. Sie sei so eine „Yogatante", sagen die Schwiegereltern und ziehen sie damit auf, reden hinter ihrem Rücken mit ihrem Mann über sie. Bei der Vorstellung könnte sie in die Luft gehen, sagt sie.

„Aber bitte nicht hier", sage ich scherzhaft und beende damit das Vorgespräch, denn ich kann schon die Quelle, die Energiestörung in ihrem Energiefeld sehen. Sie soll sich nun auf den Behandlungstisch legen, die Augen schließen und einfach gar nichts tun. Gar nichts. Sie soll ihren Körper beobachten, ob er heiß oder kalt ist, ob irgendwo Druck zu spüren ist, vielleicht hat sie Gedanken, sieht Bilder oder hört Geräusche. Alles soll sie einfach nur beobachten, erkläre ich ihr.

Das fällt den meisten der Klienten besonders schwer. Wir, gerade in unserer aufgeklärten Welt, versuchen alles mit dem Kopf zu lösen. Nie sind wir still oder können still sein. Sich einfach nur zu beobachten, ist sehr schwer.

Wir müssen immer irgendetwas tun. Und wenn wir einfach nur dasitzen, dann denken wir meistens über unsere Misere nach. Dabei ist der Geist ein äußerst bescheidenes Hilfsinstrument. Der Geist erreicht nur selten die tiefen Ebenen der Energien. Denken bringt also gar nichts. Grübeln sowieso nicht.

Ich schaue bei Franziska in die Nähe des Solarplexus, den dritten Energiebereich des Menschen und sehe zwei, drei Verbindungen aus ihrem Energiesystem nach draußen.

Durch Verbindungen fließt permanent Energie zwischen Menschen. Zwei Verbindungen sind tiefschwarz, die andere ist gräulich. Daran sehe ich, dass zwischen Franziska und den drei Personen nichts Gutes fließt. Ich trenne die Verbindung und beobachte Franziska. Nach ein paar Sekunden seufzt sie stark und murmelt etwas von: „Ich fühle mich leichter, Energie durchströmt meinen Körper ...".

Nach der Sitzung erzählt sie mir, wie sie die Sitzung erlebt hat. Franziska hat ein ausgezeichnetes Gedächtnis. „Was ist mit dem Groll, mit der Wut?", frage ich abkürzend. Franziska macht nachdenkliche Augen.

„Es ist weg", sagt sie strahlend.

Jetzt werden Sie sich wieder kritisch fragen: Was? So einfach soll das sein?

Nein, ist es nicht. Nur für den, der wirklich „sehen" kann, ist es so einfach.

Im Laufe des Nachmittags kommen Klienten mit den verschiedensten Themen: Ängste, Panik, Partnerprobleme, Allergien, Zukunftsängste.

„Zukunftsangst", denke ich. „Zukunftsangst kann man nur haben, wenn man nicht da ist, wo man hingehört – ganz weit weg von seinem Weg, seiner Begabung, seinen Talenten. Des Geldes wegen seinen Job machen – das muss auf Dauer unzufrieden machen."

Thomas

„Ich habe von einer Freundin gehört, Sie führen auch energetische Sitzungen durch, um die Bestimmung zu mir zurückzubringen?", fragt Thomas, Abteilungsleiter bei einem Telekommunikations-Unternehmen. Er ist der letzte Klient heute.

„Was erwarten Sie davon?", frage ich.

„Na, ich denke, dass ich dann schnell etwas finde, was mich zufriedener macht. Der Job ist soweit okay, aber erfüllend ist er nicht", führt er weiter aus.

„Was ist daran nicht erfüllend?"

„Na, die Kollegen. Und überhaupt ... mein Chef. Wir kommen nicht klar. Irgendwie hat der was gegen mich. Außerdem fühle ich mich wie ein Quertreiber, Einzelgänger. Das liegt aber an dem ganzen Laden – nicht nur an mir", sagt er.

Chef, Abteilungsleiter, Bereichsleiter – diese Worte lassen alte Erinnerungen in mir aufkommen, als ich noch selbst in diesen Bereichen als Ingenieur gearbeitet habe.

„Die, mit denen ich diese Form der Behandlung mache, haben schon, sagen wir, eine gewisse energetische Grundreinheit."

„Grundreinheit?", fragt Thomas und legt die Stirn in Falten.

„Um es kurz zu machen: Sie müssen an ein paar, sagen wir, Vorthemen arbeiten, um Ihr Energiesystem für das spannende Zurückholen von Zukunftsenergien vorzubereiten."

„Vorthemen?", fragt er zweifelnd.

„Ja, zum Beispiel Ihre Unzufriedenheit, Ihre Wut auf Ihre Kollegen, Ihren Chef ... das sind Themen. Es kann ja nicht sein, dass alle 20.000 Mitarbeiter dort schlechte Menschen sind. Wie ist das denn mit Ihren Freunden, mit Ihrer Familie? Aber mehr kann und darf ich schon nicht sagen. Ich will Ihnen ja nicht Ihre Themen nennen oder geben. Das ist mir nicht erlaubt – aber genau das ist die Arbeit, die zu tun ist."

Thomas war an diesem Tag nicht bereit, an den Themen zu arbeiten, obwohl seine Wut und Unzufriedenheit gute Themen gewesen wären.

Was hat das alles mit unserer eigenen glücklichen Zukunft zu tun? Was hat das alles mit Lebensglück zu tun?

Die meisten der Klienten oder Teilnehmer von Seminaren versuchen Probleme „wegzuwünschen". Die Themen sind sehr mannigfaltig, wie zum Beispiel: „Ich möchte keine Angst mehr haben", „Ich will nicht mehr an meinen Ex-Partner denken müssen" oder „Ich will wieder schlafen können", oder wie in Thomas' Fall: „Ich will einfach meine Bestimmung finden und endlich meine Ruhe haben."

Man kann sich keine Probleme wegwünschen. Das geht nicht. Das wäre so, als ob der Zahnarzt eine Krone einsetzen würde, ohne den Karies vorher zu entfernen. Der Karies, also die Probleme, würden wiederkommen, da sie nicht wirklich geheilt sind.

Nur wenn wir unsere Wunden (Probleme) wirklich heilen, sie in Quellen der Kraft verwandeln, können wir unsere Glück bringende Zukunft finden. Es gibt keine andere Lösung. Alle Berater, „positive thinker", Motivationstrainer da draußen, die einen einfacheren Weg vorgaukeln, sollte man mit Vorsicht genießen.

In unserer Kultur ist es auch sehr verbreitet, sich mit seiner Vergangenheit und seinen Erfahrungen zu beschäftigen – man denke nur an Parameter wie „Schuld" oder „Scheitern" (was übrigens vom „Scheit" kommt, mit dem man auch den „Scheiterhaufen" bestückt, sieht man oft ...). Die Vergangenheit kann man nicht rückgängig machen.

Bei dieser Form der Energiearbeit, haben wir es mit einer anderen Welt zu tun. Einer Welt, die ohne Ursache und Wirkung auskommt, die die Bestimmung nicht von der Vergangenheit abhängig macht oder von der einen Chance, die man ordentlich vermasseln kann. Diese Welt kennt auch keine Wünsche oder „Ziele", deren Sklave man bis zur Erfüllung ist. Nicht einmal Glück in dem Sinne, dass man es erreichen muss. Diese Welt mag noch nicht einmal Fragen. Es handelt sich um die Welt der Energie.

El mundo energético dos

„Eres mi hermano", klang es noch immer in meinen Ohren. Ich fühlte mich innerlich sicher – nicht mehr allein. Und dennoch überkam mich oft ein Gefühl der Unsicherheit. „Bin ich jetzt energetisch infiziert?", fragte ich mich. Bin ich jetzt von indianischen Gurus abhängig?

Ich schob diesen Gedanken weg, und in den darauffolgenden Wochen lud ich ein paar Freunde zu Heilsitzungen ein. Ich hatte nicht die Idee, als Energieseher (Vesseling Practitioner) arbeiten zu wollen, und dennoch wollte ich nicht meine Fähigkeiten verkümmern lassen. Außerdem wollte ich feststellen, ob ich auch in der „realen Welt" Erfolge hatte. Auch wollte ich wissen, ob ich einfach per Intention mein „Sehen" wieder ein- und ausschalten konnte.

Die ersten fünf Freunde kamen mit ganz verschiedenen Problemen. Ich merkte, dass sie sich nicht die schlimmsten Themen ausgesucht hatten – wohl deswegen, weil sie sich nicht in die intimsten Bereiche „gucken" lassen wollten. Das war einerseits verständlich, aber andererseits war ich auch sauer darüber.

So ging es um Rückenbeschwerden, Atemprobleme, Juckreiz, Schlafstörungen und Müdigkeit.

„Na gut", dachte ich und machte mich an das Löschen von energetischen Objekten, schwarzen Flecken und Verdichtungen aus den Energiefeldern meiner Freunde. Die Sitzungen machten Spaß, unglaublich viel Spaß. Ich hatte richtig Freude an den Terminen und konnte es kaum erwarten, einen neuen Sitzungstermin zu haben.

Dabei bat ich alle, zweimal zu kommen. Beim ersten Mal würde ich die schwere Energie herausnehmen und beim zweiten Mal das Energiefeld rebalancieren, erklärte ich jedem. Meine Freunde amüsierten sich immer während der Sitzungen, da es für sie sehr komisch war, von mir behandelt zu werden. Dabei behandelte ich sie nicht im „klassischen" Sinne, also, ich gab ihnen nichts oder fasste sie an. Ich verblieb während der Sitzungen „nur" in einer Art Stille und sah ihr Energiefeld mit meinen seherischen Fähigkeiten an. Sie waren sehr skeptisch. Sie wussten, dass ich ein guter Unternehmer war ... aber ein Energieseher (Vesseling Practitioner)?

Unsere Lebensaufgabe

Heute ist Mittwoch. Der Tag beginnt um acht Uhr. Natürlich habe ich mittlerweile Helfer, die die Telefonanrufe entgegennehmen. Am liebsten würde ich mit jedem Interessierten selbst sprechen – was zeitlich schon nicht mehr geht. Der Run ist zu groß. Zum Glück können meine Mitarbeiter genauso gut energetisch arbeiten wie ich. Das ist das Großartige daran: Jeder kann es lernen. Irgendwann arbeitet jeder mit jedem, wenn er es braucht. Das war früher so, und das ist meine Mission, wenn Sie so wollen.

Es gibt ihn, den „Sinn des Lebens", einen Grund, warum wir auf dieser Welt sind. Das ist nicht irgendwie passiert. Nach der Lehre vieler Mysterienschulen werden wir alle mit einer bestimmten Lebensaufgabe geboren. Mit einer energetischen Lebensaufgabe. Tief in uns ist diese Lebensaufgabe verankert. Und diese Aufgabe will erfüllt werden.

Ich hatte anfänglich schon große Zweifel, das zu glauben. „Bestimmung": Wir sind nicht ohne Grund hier, alles vorherbestimmt, die stundenlangen Diskussionen früher im Religionsunterricht darüber ... all das machte mich für ein erneutes Aufleben dieses Themas nicht gerade offen.

Durch meine Arbeit mit Klienten „kam" dieses Thema aber zurück. Und zwar durch ihr Feedback, aus der Praxis also. Jahre später machte ich weitere Entdeckungen, nämlich, dass man sogar die Lebensaufgabe, die Talente, das was ansteht, warum ein Mensch auf dieser Welt ist, sichtbar machen kann. Das war die Entdeckung des „energetischen Fahrzeugs", aus dem auch eine eigenständige Sitzungsform geworden ist, welche unglaublich viele Unternehmer und Visionäre in Anspruch nehmen. Man kann mit dieser Sitzungsform herausfinden was wirklich ansteht, ob Ideen, die man hat, auch im Bezug zur Person funktionieren könnten. Manche ersparen sich mit solchen Erkenntnissen sehr viel Geld und Zeit - das ist auch über die Jahre mein Schwerpunkt geworden: Ich berate Menschen (mehr dazu aber später).

Lebensthemen

Die Lebensaufgabe ist bei jedem Menschen einzigartig. Der gesunde Menschenverstand und auch die Erfahrung aus dem eigenen Leben beweisen das. Wie oft haben wir als Kinder versucht, Idole zu kopieren, um genauso erfolgreich zu sein? Wie viele sind kläglich bei der Heimorgel gescheitert, von der anfänglichen Idee besessen, ein großer Musiker zu werden? Es kann einfach nicht jeder ein Popstar sein. Und im höheren Alter: Wie oft versuchen Menschen, das zu tun oder nachzumachen, womit andere Erfolg hatten?

Warum scheitern die meisten Versuche? Wieso können wir das Lebensglück des anderen nicht einfach kopieren?

Ganz einfach: Weil wir eine eigene, individuelle Lebensaufgabe erfüllen müssen. Jeder von uns. Wir müssen unseren persönlichen Vertrag finden, mit dem wir inneren, wirklichen Reichtum leben können.

Wie sich dieser Vertrag in unserem Leben NICHT manifestiert, ist eine Frage, die jeder selbst beantworten kann. Dazu brauchen wir nur unsere derzeitige Lebensqualität kritisch zu betrachten. Um unsere Lebensaufgabe vom Gefühl her, also energetisch zu entdecken, so wie sie eigentlich gelebt werden sollte, betrachten wir die vier elementarsten Bereiche unseres Lebens: Partnerschaft/Liebe, Beruf, physische Gesundheit und psychische Gesundheit.

Nehmen Sie nun diese vier Bereiche und beantworten Sie für sich ernsthaft die Frage, finden Sie ein ehrliches Gefühl gegenüber diesen Bereichen: „Bin ich in diesem Bereich wirklich ausnahmslos glücklich?"

Das ist doch Quatsch, werden Sie sagen, niemand kann in allen Bereichen ausnahmslos glücklich sein. Ich sage: doch!

Die, die ganz nah an ihrer energetischen Lebensaufgabe leben, sind glücklich. Relativ glücklich. Das sind Menschen, die derjenige, dem es schlechter geht, oft neidvoll anblickt. Das sind die Gewinner in unserer Gesellschaft, denen vermeintlich „alles nur zufliegt".

Was ist nun diese energetische Lebensaufgabe? Was enthält sie?

Auch hier ist dieser Vertrag zunächst einmal „nur" Energie. Am Ende des Buches wird klarer werden, aus welchem Stoff dieser Vertrag besteht. Nur eines im Voraus: Wenn wir den Vertrag wiederfinden und danach leben, dann leben wir wirklich glücklich, paradiesisch.

Das ist auch der Grund, warum wir oft so unzufrieden sind. Tief in uns schlummert eine paradiesische Vorstellung vom Leben: unsere Träume. Träume, die wir alle als Kinder gehabt haben und die mit steigendem Alter abstumpfen und immer wieder durch einen nüchternen Realitätsabgleich zerstört werden. Es sind Träume von einem besseren Leben, von der großen Liebe, von Fülle, von Reichtum in allen Lebensbereichen.

Das ist auch der Grund, warum wir immer weiter suchen.

Unser Weg des Findens liegt darin, dass wir meinen, im Außen etwas verändern zu müssen (Partnerschaft, Beruf, Wohnort usw.), um uns im Inneren besser zu fühlen. Jeder weiß, dass dieser Weg sehr schwierig ist, und oftmals bekommen wir genau das zurück, was uns schon vorher schwer zu schaffen gemacht hat: Wie oft wechseln Menschen ihre Jobs und erleben den Wechsel, nach einer Zeit der Euphorie, als eher schockierend. Bei Partnern ist es oft genauso. Man wechselt den Partner, aber nicht das energetische Muster. Man geht mit den gleichen Problemen die nächste Beziehung ein, ja, man zieht oft den gleichen Typ Partner an. Meistens stehen wir nach einer gewissen Zeit wieder vor denselben Problemen, und wer es sich eingesteht, wird sagen: „Im Grunde genommen war ich nur auf der Flucht." Weil wir nur äußerlich etwas verändert, aber nicht an dem wahren Thema gearbeitet haben.

Wovor flüchten wir?

Jeder Mensch hat ein Thema. Mindestens eins. Das können physische Dinge, Ängste, Phobien, Neid, Schlaflosigkeit, Traurigkeit, Depressionen, Erscheinungsformen auf allen Ebenen in höchster Mannigfaltigkeit sein.

Oft sind es auch ganz eklatante existenzielle Dinge wie die Umgebung und die Umstände, die unser Dasein bestimmen können. Was heißt „oft" – immer! Das Innere manifestiert sich im Äußeren, niemals umgekehrt.

Wir meinen aber immer, wir werden von unserer Umgebung bestimmt und von den Faktoren, die dort vorherrschen.

Es ist genau umgekehrt.

Wenn wir etwas in uns ändern, wenn wir wirklich unsere Wunden heilen, dann ändert sich auch der ganze Rest, unsere Umgebung. Wenn wir den Weg weitergehen, dann finden wir unser wahres Glück.

Die Themen sind es, vor denen wir flüchten.

Veränderungen geschehen nicht im Kopf

In meiner Praxis entdeckte ich immer mehr den Zusammenhang zwischen der Stärke von Problemen und dem Verfehlen des eigenen Lebensweges, des Traums, der Berufung, der eigenen Bestimmung.

Gerade jene Leute fühlen sich körperlich und mental besonders unwohl, die eine Beziehung führen, die ihnen nicht guttut, die einen Job haben, der unzufrieden macht, die wohnen, wo sie besser nicht wohnen sollten und Dinge tun, die sie besser nicht tun sollten.

Das ist logisch, denkt nun jeder. Und die Lösung ist sehr einfach: Dann beschließen wir doch einfach, etwas zu verändern, uns zu ändern! Wir geben das Rauchen auf, trennen uns vom Partner, suchen uns einen anderen Job und meiden einfach die Dinge, die uns nicht guttun.

Das Problem ist: So funktioniert das nicht. Vielmehr: Solche Entschlüsse funktionieren allenfalls ein, zwei Tage, vielleicht sogar ein paar Wochen, aber niemals in letzter Konsequenz. Es gibt nur sehr wenige Menschen, die es schaffen, durch eine im Kopf getroffene Entscheidung das innere Gefühl - und die zugrunde liegende Energie - zu verändern.

Ein ganz hartgesottener Kandidat ist einer meiner besten Freunde, der von heute auf morgen „vom Kopf" her mit dem Rauchen aufgehört hat. Das funktioniert noch heute, aber dennoch erzählt er mir jedes Mal, wie gerne er doch eine Zigarette rauchen würde. Das Suchtgefühl, die zugrunde liegende Energie, ist also geblieben. Das „kopfmäßige" Aufhören hat also die Sucht nicht geheilt, und das Verlangen bleibt und verschiebt sich in andere Bereiche.

Mit dem Kopf geht also gar nichts. Des Übels Wurzel liegt in einer tiefen energetischen Störung. Und diese Störung ist es, die uns den immer gleichen Partnertyp beschert, mit dem eine Beziehung nicht funktioniert, immer den gleichen Typ von Kollegen treffen lässt, uns weiter rauchen lässt, uns immer die gleichen ungesunden Lebensumstände bringt. Denn wir „ziehen" quasi das an, was in unserem Energiefeld gespeichert ist, so wie der Magnet die Eisenspäne. Unsere nicht behandelten, tiefen Wunden sind es, die immer wieder nach Manifestation im Außen schreien. Und genau das hält uns auch von dem Leben unserer Bestimmung ab. So lange, bis wir die Wunden in Quellen der Kraft verwandeln – dann aber verändert sich das ganze Leben. Ganz von selbst. Und durch das Gesetz der Resonanz ziehen wir nur das an, was uns wirklich guttut. So einfach ist das.

El mundo energético tres

Obwohl niemand von meinen Freunden anrief, wusste ich, dass sich bei ihnen etwas geändert hatte.

Als ich alle zweimal behandelt hatte, hatte ich erst einmal keine Sitzungstermine mehr.

Vier Wochen waren nach der letzten Behandlung nun verstrichen. Keine Rückmeldung. Das konnte nicht sein, ich zweifelte an mir selbst. „Das war's wohl", dachte ich damals. Das war die Geschichte der Miniheilerpraxis von Martin Brune.

Ich rief meine Freunde nicht an. Ich hatte zu viel Angst vor einer Schlappe. Innerlich versuchte ich die Sitzungen zu vergessen, was mir durch die intensive Arbeit in meinen Firmen auch gelang.

Bis an einem Freitag ein „Heiko" anrief.

Er sei auf Empfehlung von Uwe an meine Nummer gekommen. Der wäre wohl wegen Rückenschmerzen bei mir gewesen. Uwe könne zwar nicht mit Sicherheit sagen, dass das Verschwinden der Rückenschmerzen an mir gelegen habe, aber auf jeden Fall hätten die Schmerzen seitdem aufgehört. Ob er nicht auch mal so einen Termin haben könnte, er sei nämlich im gleichen Tennisverein.

Ich war sprachlos. Unglaublich sprachlos. Da will jemand mit Martin Brune, dem Firmenbesitzer und Ingenieur, einen Termin zur Heilsitzung. Und dann auch noch jemand Fremdes?

Das Glück findet uns

Die meisten von uns sind klassische Bestimmungsverweigerer. Dabei kennt jeder seine „Bestimmung": Man hat im tiefsten Inneren eine konkrete Idee davon, wie man am liebsten leben würde. Dazu kann man eine einfache Übung durchführen:

Schließen Sie die Augen und fragen Sie sich selbst, wie Sie am liebsten leben würden. Wo soll das sein? Wer / welche Personen wären da? Wäre das ein Leben in Fülle? Wie würde ich meine Partnerschaft leben? In welcher Stadt? Welcher Job würde mich erfüllen?

Diese simple Übung zeigt uns den großen Unterschied zwischen dem, was wir leben (die Realität), und dem, was wir in einer Traumvorstellung sehen. Für den ein oder anderen kann das schon ziemlich enttäuschend sein, denn der Unterschied ist oft gewaltig. Aber genau das, was wir sehen, wenn wir uns diese einfachen Fragen stellen, ist der Zustand, in dem wir am gesündesten und am glücklichsten wären.

An Themen und Talenten vorbeileben

Ich selbst wollte schon früher mit zwölf Jahren Psychologie studieren. Ich fand es interessant, mit Menschen zu arbeiten, tiefe Gespräche zu führen und ihnen zu helfen. Studiert habe ich aber Elektrotechnik, da ich, getrieben von meiner Erziehung, mehr an Sicherheit dachte.

Es gab Zeichen, viele Zeichen, nicht den Weg der Sicherheit zu gehen, aber ich lehnte alle großzügigen Zeichen und Wunder des Lebens, all die Chancen ab, bis ich irgendwann sehr krank wurde.

Ich war als Unternehmer erfolgreich, hatte ein sehr männliches Weltbild, was heißen soll, dass ich schon Männer, die Yoga machten, als sehr „seicht" und als komisch empfand. Ich war ein Ritter, der trotz blutüberströmtem Gesicht tapfer weiter in Richtung Erfolg ritt. Immer geradeaus in die Lanze des Gegners, immer meine wahren Talente ignorierend.

Und glauben Sie mir, ich war so weit weg von meinen Talenten, ich hatte so stark den Glauben an mich selbst verloren, ich hätte jedenfalls niemals im Leben geglaubt, dass ich eines Tages als Energieseher (Vesseling Practitioner) arbeiten würde.

Energie: Der Weg zur Bestimmung

In welcher Form auch immer, jedem begegnen mehrmals im Leben Zeichen. Es sind oft Vorzeichen. Da wir aber unglaubliche Kopfmenschen sind, schaffen wir es immer, vor ihnen wegzurennen.

Die Literatur ist voll von Selbsterfahrungsromanen, in denen die Autoren ihren schweren Weg beschreiben und dann ihre Berufung gefunden haben.

In der Tat: Kennen Sie jemanden, der noch im Krankenhausbett beschließt, in Zukunft 60 Stunden statt 50 Stunden pro Woche im Büro zu arbeiten? Diejenigen, die Glück haben und beispielsweise einen Herzinfarkt überleben, ändern umgehend ihr Leben. Sie merken, dass alte Ideale und Werte auf einmal vollkommen sinnlos werden. Das sind die berühmten Geschichten à la „vom Vorstand zum Bauernhofbesitzer".

Es muss also eine fundamentale Veränderung eintreten. Aber um unsere Bestimmung zu finden, brauchen wir eigentlich nichts zu tun. Sie findet uns, sobald wir energetisch gereinigt sind. So oder so, ganz automatisch, jeden. Wenn wir nicht „rein" werden, kann der Weg dorthin sehr beschwerlich, schmerzlich, zu spät sein oder in diesem Leben gar nicht angetreten werden.

Nicht jeder muss seine Bestimmung, so wie ich, erst durch ein schweres Problem finden. Es gibt Tools und Techniken, die man lernen kann, um die Bestimmung ohne Schwere UND in diesem Leben zu finden. Die alten Mysterienschulen kannten dieses Wissen. In der Energieschule lernen Teilnehmer Energietechniken, um ihre Bestimmung zu entdecken und auch zu erleben – in diesem Leben. Im Visionskurs lernt man, seine Träume zu „manifestieren", also im wahren Leben zu verwirklichen. Und, glauben Sie mir – es könnte sich herausstellen, dass der Grund für Ihr Sein auf der Erde durch Ihr Büroschild nur sehr unzureichend gekennzeichnet ist.

El mundo energético quatro

Heiko erlebte in seinen „Themen" große Veränderung. Er war es auch, der mich etwa zehn neuen Klienten empfahl. Meine Sitzungen schienen sich herumzusprechen. Mir war immer noch nicht geheuer dabei.

Dabei hatte mittlerweile jedes Tun im Energiefeld des Klienten eine unmittelbare Reaktion zur Folge. Ich lernte. Ich lernte mit jedem Klienten mehr, und ich kam mir vor wie ein Zauberer, der sich zwischen den Welten bewegen konnte.

Ich hatte niemanden, mit dem ich darüber reden konnte. Ich war vollkommen allein damit. In Deutschland gab es meines Wissens niemanden, der so arbeitete wie ich. Ich kämpfte nicht nur gegen das dunkle Licht der Klienten, sondern auch gegen mich. Gegen meine eigene Skepsis. Es war eine Zeit des eigenen Umbruchs.

Nach etwa drei Monaten reichten die Wochenenden nicht mehr aus. Ich musste den Freitag als Behandlungstag hinzunehmen. Ich entschloss mich, jeden zweiten Freitag zu behandeln – das war mit der restlichen Arbeit in meinen Firmen zu vereinbaren.

„Der Energieseher ist ein Mittler zwischen den Welten", hatte ich mal in einem Buch gelesen. Mittler zwischen der realen, manifestierten Welt und der unsichtbaren Welt der Energie.

Genau so kam ich mir vor. Wie ein Lichtkrieger, der durch das Herausziehen von energetischen Symbolen und Objekten Probleme lindern konnte. Und ich wurde besser.

Energie, Störungen und Verbindungen

Was ist Energie?

Was hält uns also auf, unser Glück zu leben – und zwar jetzt und nicht irgendwann? Die Antwort ist ganz einfach: Es sind die energetischen Verschmutzungen, die inneren Dramen, Erlebnisse aus unserer Vergangenheit in diesem und in vorherigen Leben, die immer nach erneuter Manifestation in unserem Lebensalltag suchen. Wenn wir energetisch rein sind, dann leben wir in der Bestimmung. Denn dann ziehen wir nur „Reines" an.

Das Bild, das unserem Leben entspricht, ist das Bild eines Flusses, der irgendwo in den Bergen entspringt, erst einmal fließt, dann auf die ersten Hindernisse trifft, auf die ersten großen Steine, die die Flussrichtung umlenken, sodass der Fluss ganze Gebiete überschwemmt und nicht das ersehnte Meer (die Bestimmung) erreicht. So kann man den Energiehaushalt und damit im übertragenen Sinn das Leben eines Menschen beschreiben.

Die energiemedizinische Arbeit besteht darin, die Felsbrocken, die Unreinheiten in unserem Energiesystem ganz einfach zu löschen.

Das geschieht nicht in einem langwierigen psychoanalytischen Prozess, mit Körperarbeit oder gar Medikamenten, sondern sehr schnell: mithilfe der seherischen Fähigkeiten eines Energiesehers. Eines Energiesehers, der diese Brocken in einigen wenigen Behandlungen einfach wegräumt, die Schatten im Energiefeld einfach löscht.

Die Betonung liegt auf „schnell" und „einfach". Wenn Teilnehmer zum ersten Mal den Basiskurs der Energieschule besuchen, teilen sie die Begeisterung darüber, wie schnell selbst die schwersten Probleme innerhalb weniger Minuten verschwinden können.

Diesen Vorgang bezeichne ich in meiner Energieschule als „Vesseling Prozess", als „Löschen" von schwarzen Flecken, das Auflösen von Blockaden, von Traumata in unserem (Energie-) Körper (Vessel).

Körper, Seele, Geist und ... Energie

Jeder kennt die Zuordnung unserer Wahrnehmungszustände in die Kategorien Körper, Seele, Geist. Einfach ausgesprochen, lässt sich der

Zustand eines Menschen in diese drei Teile „zerlegen" und durch sie beschreiben. Jeder kann selbst auf diese drei Zustände schauen. Wenn wir uns fragen, wie es uns gerade geht, dann machen wir eine „Abfrage" auf diese drei Ebenen und bekommen ein Ergebnis: Mein Körper fühlt sich zum Beispiel müde an (Körper, Vessel), ich fühle mich vielleicht frustriert (Seele) und darüber denke ich nach (Geist).

Doch die Ebene, die vergessen wird, ist die Ebene der Energie. Genau diese Ebene ist die Quelle allen Übels im Fluss des Lebens. Es ist nicht der Körper, nicht der Geist, nicht die Seele, sondern eine „Störung" der Energie, die uns über ein Symptom nachdenken (Geist), ein Unwohlsein (seelisch) erleben und schließlich ein Problem (im Körper) spüren lässt.

Um es noch einmal klar zu machen: Der Grund für ein körperliches Problem ist nicht der Körper. Der Grund für ein seelisches, psychisches Problem ist nicht die Seele. Der Grund für ewige Grübelei ist nicht der Geist. Der Grund ist immer in einer Störung unserer Energie zu finden.

Was ist nun diese Energie? Was ist das, wovon alle Geistschulen, Yogarichtungen, Energie- und Mysterienschulen berichten? Wie kann man sich Energie vorstellen? Bevor wir von „Licht" reden, sollten wir vielleicht erst einmal von den dunklen Energien, den Energiestörungen reden: den „dunklen Flecken".

El mundo energético cinco

Auch mit steigender Zahl der Sitzungen – und ich traf mich mittlerweile nun jeden Abend der Woche - fühlte ich mich mit all dem unsicher und sehr einsam.

Hier war niemand, mit dem ich darüber sprechen konnte. Ich glaubte an das, was ich tat. Dennoch hatte ich immer noch Zweifel, und weit und breit war kein Mensch, der sie mir nehmen konnte.

Die Zweifel hatten nur etwas mit mir selbst zu tun. Latent steckte eine Angst darunter, irgendwann selbst die Bodenhaftung zu verlieren, total wahnsinnig zu werden.

Bilderflut. Ich hatte bis jetzt 200 Sitzungen absolviert. Ich hatte Rückmeldungen von Erfolgen, dass einem die Haare zu Berge standen: über Verbesserungen, riesige Schritte, die Klienten gemacht haben, und überall stand darunter „Danke, Martin". Dabei hatte ich doch „nur" Energiearbeit gemacht. Ich arbeite doch nur mit energetischen Blockaden!

Selbstzweifel hatte ich immer noch. Um Himmels Willen, dachte ich, hier steht doch überall, dass das, was du machst, Gutes bewirkt.

Es war ein Sonntag im Frühjahr, ich zündete ein paar Teelichter an und schloss die Augen. Still ist es hier, dachte ich. Für eine Großstadt ungewöhnlich still. Es war dunkel. Es tut manchmal gut, einfach die Augen zu schließen. Dabei erinnerte ich mich an eine Geste, die Don Francisco beim Abschied damals machte. Er zeigte nach oben in den Himmel und sagte so etwas wie: „Hatun Chasca" – und das sagte er mehrmals. „Hatun Chasca" – oder so ähnlich.

In meiner Vorstellung sah ich nun Don Francisco, besser gesagt seinen Zeigefinger, der zum Himmel zeigte. Ich sah einen Lichtstrahl, der durch die Decke, durch das Dach des Hauses, an den Bäumen vorbei, in den Himmel, durch die Wolken, in die Sterne reichte. Ich folgte diesem Lichtstrahl, der kein Ende zu nehmen schien, durch die Sterne, am Mond vorbei, immer weiter.

Ich öffnete die Augen. Der Behandlungsraum lag im Dunkeln. Die Nachbarn kochen da drüben, stellte ich fest. Ich schloss die Augen wieder. Die Lichtreise ging weiter. Bis zu einer Tür, einer Tür aus Licht. Was um Himmels Willen war das? Ich kam nicht weiter. Der Lichtstrahl schien hier zu enden.

„Alles nur Einbildung, Du hattest schon als Kind viel Fantasie", dachte ich, öffnete die Augen und machte mir erst einmal einen Tee.

Energiezentren und dunkle Flecken

Was passiert nun in diesen Energiefeldern?

Nach den Aussagen vieler Mysterienschulen trägt das Wissen um unsere psychischen und physischen Probleme nicht das Erinnerungsvermögen des Gehirns oder des Körpers, sondern des Lichtkörpers. Das ist neu, aber auch alt, wie man will. Dieses Wissen war vor Tausenden von Jahren auch Bestandteil unserer Kultur – nur ist es in Vergessenheit geraten. Heute denken wir, jedes Trauma, jede Erinnerung wäre im Gehirn und damit im Kopf gespeichert.

Der Mensch besteht aber nicht nur aus einem physischen Körper, sondern auch aus einem energetischen, einem Lichtkörper. Dieser Lichtkörper besteht grob aus neun Unterteilungen, Energiezentren, den Energiebereichen.

Nehmen wir einmal eine psychoanalytische Behandlung durch einen Analytiker, so wie ich sie hunderte Male erlebte. Die Sitzung beginnt meist damit, dass der Analytiker fragt, wie es einem geht. Vielleicht geht es körperlich zurzeit nicht so gut, man fühlt sich schwach und die Motivation ist auch auf einem Tiefststand. Dem Analytiker fällt dann beispielsweise auf, dass es die Verbindung „körperliche Schwäche" und „schlechte Motivation" in einer bestimmten Situation schon einmal gegeben hat, und er steigt quasi in diese vergangene Situation ein. Auf einmal befindet man sich während des Gesprächs in einem Thema aus der Vergangenheit. Man redet darüber, alte Gefühle kommen hoch, der körperliche Schmerz verstärkt sich oder wird kurzzeitig schwächer.

Natürlich ist das ein sehr vereinfachtes Beispiel, aber es zeigt, dass man sich während dieser Therapien durch die drei Ebenen Körper, Seele, Geist bewegt. Therapien können unter Umständen jahrelang dauern, ohne die wahre Quelle des Problems zu finden: die Energiestörung. Die wahre Quelle des Problems liegt im leuchtenden Energiefeld des Klienten – in den einzelnen Energiebereichen. Die Traumata und Probleme „stecken" quasi im Lichtfeld des Klienten, welches den physischen Körper umhüllt. Dunkle Flecken sind, einfach ausgedrückt, die Traumata, die Energiestörungen, die ein Symptom, psychisch, physisch oder beides, auslösen. Wenn alle Flecken entfernt sind, dann ist dieser Energiebereich „sauber" und der Klient/Patient ist ohne Symptome, er ist gesund.

Was steckt nun in solch einem dunklen Fleck? Zunächst steckt in solch einem Fleck erst einmal Information, auch wiederum in Form von Energie. Wenn wir uns an die Geschichte von Elenor am Anfang des Buches erinnern, dann steckt hier die gesamte Szenerie, bestehend aus dem Kondor, der Landschaft, der Frau, dem Boot und dem brennenden Haus. Nicht nur die Bilder stecken in diesem schwarzen Fleck, also in der Energiestörung, sondern auch die Dramatik, die Ängste, das Leiden, die Kälte des Bildes. Die Dramatik dieser Bilder, die Gefühle, die „unter" diesen Bildern liegen, sind exakt die, die auch der Klient im „wahren" Leben spürt. Das bedeutet: Die Energiestörung, der schwarze Fleck, ist irgendwann einmal in unser Energiefeld eingedrungen und informiert permanent unsere gesamten Wahrnehmungszustände: den Level der Seele, des Geistes und des Körpers.

Wenn wir nun im wahren Leben in bestimmten Situationen Angst spüren, dann macht unser Geist schon den ersten Fehler: Wir denken, die Situation sei der Grund der Angst. Aber die Situation hat im Grunde nur einen schwarzen Fleck in unserem Energiefeld aktiviert – mit all seinen Gefühlen, mit all seiner Dramatik.

Die Situation ist also nur Auslöser für etwas, welches tief in uns als Energiestörung schlummert.

Die Teilnehmer, die bei mir in der Energieschule das Sehen von Energien lernen, können quasi die Geschichte sehen, die hinter solch einem Fleck steckt. Sie können die Energie der Verunreinigung, des dunklen Flecks, sehen und entschlüsseln.

Sobald ein Fleck sichtbar geworden ist, kann der Energieseher dem Klienten helfen ihn zu verändern. Das geschieht durch die Intention. Der Energieseher „nimmt" durch die Intention den schwarzen Fleck aus dem Vessel (Energiekörper), also aus dem Lichtkörper des Klienten, und das Symptom verschwindet, da die Quelle der Energiestörung entfernt wurde.

Was anstelle des dunklen Fleckens tritt, ist Licht. Pures, reines Licht. Einfach, nicht? Sie glauben leider kein Wort, nicht wahr? Ich gebe zu, wir sind es gewohnt, uns alles erarbeiten zu müssen, und hinter allem muss immer eine Leistung stehen. Die Natur hat einen komplizierten energetischen Prozess gar nicht vorgesehen! Veränderungen können unglaublich schnell geschehen. So erlebe ich es tagtäglich in meiner Praxis und in meinem Institut.

Wenn Sie sich bei der Hausarbeit eine kleine Wunde zuziehen: Haben Sie schon einmal beobachtet, wie lange es dauert, bis das Blut gerinnt und eine Kruste entsteht? Drei Stunden, zwei Stunden, eine Stunde, zwanzig Minuten, fünf Minuten, eine Minute? Wahrscheinlich noch nicht einmal dreißig Sekunden. Und das ist mit allen Wunden gleich: egal, ob psychisch oder physisch. Das hängt von der Größe der Wunde ab, werden einige sagen. Ja, es stimmt ... je größer eine Wunde, desto größer ist die zugrunde liegende Energiestörung. Und wenn diese Störung verschwindet, dann können auch selbst die größten Symptome verschwinden.

El mundo energético seis

Obwohl ich mir sicher war, nur zu fantasieren, schloss ich die Augen, reiste erneut entlang des Lichtstrahls zu den Sternen, am Mond vorbei, zu der Tür und versuchte nun die Tür zu öffnen.

Sie bestand aus Licht. Aus purem Licht. Ich habe noch nie etwas so unglaublich Großes gesehen. Links und rechts um die Tür herum standen riesige Bäume und Pflanzen, die ein unglaubliches Lichtgemäuer verhüllten. Alles bestand aus Licht. Mal war das Licht grünlich, mal war es hell, mal ein wenig dunkler, gerade so, dass man Pflanzen, Bäume, Steine, Gemäuer und die Tür erkennen konnte. Nichts war wirklich transparent, man konnte also nicht durchschauen. Aber so richtig fest wie in unserer Welt waren die Gegenstände auch nicht. Das Licht war dort oben anders. Es war schöner. Es fühlte sich besser an. Es war warm.

Neugierig, wie ich war, versuchte ich die Tür aufzustoßen. Sie ging aber nicht auf, sie ließ sich einfach nicht öffnen. „Llamas al espírtu y el espíritu responde, el espíritu te llama y tu respondes". „Du rufst Deine innere Geistführung und sie antwortet. Die Geistführung ruft dich, und du antwortest." Das fiel mir plötzlich ein.

Ich bat also um Hilfe. Ich weiß selbst nicht mehr wie, aber ich bat darum, dass doch jemand kommen soll, um mir zu helfen, mir Einlass zu gewähren. Und dann erschien etwas Bewegliches, eine Art Geistwesen – er hatte ein Gesicht wie Don Humberto.

„Frage immer die Geistführung um Erlaubnis", sagte er, als er mich sah und schließlich die Tür öffnete. „Frage immer um Erlaubnis". Das war anscheinend die erste Lektion, die ich zu lernen hatte.

Besserung zwischen den Welten

Wir müssen also zu einem Energieseher (Vesseling Practitioner) gehen, wenn wir Ursachenforschung betreiben wollen. Wir gehen zu einem „Zauberer zwischen den Welten". Der Energieseher ist ein Meister in der Bewegung zwischen der Welt des Körpers, der Seele, des Geistes und der unsichtbaren Welt, der Welt der Energie. Diese unsichtbare Welt zeigt sich dem Energieseher als sehr skurril, wie in der Eingangsgeschichte durch die sehr romanartige und mystische Beschreibung erzählt.

Lassen Sie uns noch einmal auf die verschiedenen Wahrnehmungszustände und die Ebenen Körper, Seele, Geist zurückkommen. Diese sind nun mit der Ebene der Energie vervollständigt.

Dabei funktioniert der Energieprozess durch Kommunikation dieser Ebenen: Eine Änderung an der Quelle, auf der Ebene der Energie, sprich ein Herausnehmen der schwarzen Flecken, informiert den seelischen Bereich, der seelische Bereich den geistigen und der geistige Bereich informiert dann den körperlichen Bereich. Deswegen können Erscheinungen wie Flugangst (Seele) schon nach einer Sitzung vollständig verschwinden und ein heftiger Rückenschmerz (Körper) erst nach einer Woche. Denn die Änderung der Energie, die ja die Quelle des Rückenschmerzes ist, muss sich erst über die Seele zum Geist bis hin zum Körper „durchsprechen".

Zwischen den einzelnen Ebenen Körper, Seele, Geist und Energie kann es also ein wenig Zeit dauern, bis sich die geheilte Energie in andere Zustände überträgt und manifestiert, also in einem Verschwinden des Symptoms sichtbar und vor allen Dingen „erlebbar" wird.

Der Energieseher bewegt sich zwischen den Welten von Körper, Seele und Geist – und der Welt der Energie.

Um die Einfachheit dieser Energietechnik zu verstehen, müssen wir also nur lernen und akzeptieren, dass die Quelle unserer Probleme immer eine Energiestörung ist und dass es die Welt der Energie überhaupt gibt! Energiestörungen aber lassen sich nicht mit dem Kopf entfernen.

Elka

Ich habe heute zehn Sitzungen. Elka ist um fünf Uhr gekommen und sagt, sie würde gerne wissen, was ihre Mission im Leben ist. Ihr Thema: Ständige Nervosität ist Begleiter ihres Lebens, und außerdem vermutet sie, dass in ihrem Familienstammbaum etwas mit ihrer Oma passiert sein muss, und dass sie deswegen solche Probleme hat. Sie hatte nie Kontakt zu ihrer Großmutter – und sie würde sich wünschen, mit ihr Kontakt aufnehmen zu können, und ob sie das lernen könne ...

„Puh! Das ist viel", sage ich. „Da mischt sich einiges. Zunächst ist es so, dass deine Mission oder deine Bestimmung dich eigentlich von selbst findet, wenn die Energie frei fließen kann. Das, was uns alle von der Findung unserer Bestimmung abhält, ist unsere energetische Verschmutzung. Mit seiner verstorbenen Großmutter zu sprechen, kann man lernen. Man kann lernen, Kontakt zu den Ahnen aufzubauen. Ich könnte für dich mit dem Geist deiner Großmutter sprechen, aber mit dem Wissen darüber, was einmal vor Jahrzehnten passiert ist, wirst du nicht geheilt. Wichtig ist, dass wir uns anschauen, was deine Missionssuche mit dir ‚macht'. Was veranstaltet sie mit dir? Ich meine, woher kommt der Wunsch, deine Bestimmung zu kennen? Bist du unsicher im Leben? Was macht dein Leben zurzeit mit dir? Wie fühlst du dich?"

„Traurig. Das Leben macht mich traurig", sagt Elka.

Elka kommt mit einem Thema und, wie viele andere auch, bereits mit einer kognitiven Lösung in der Tasche. Die kognitive Lösung, die auf dem Mechanismus des Geistes beruht, ändert aber nicht das Grundgefühl der Traurigkeit. Die Seele sagt ihr, sie müsse ihre Mission oder ihre Bestimmung kennen, dann würde es ihr besser gehen. Der Geist empfiehlt ihr sogar, mehr in der Vergangenheit (die Großmutter) zu schauen und zu grübeln – denn wenn sie wüsste, was damals geschehen ist, dann könnte sie ihr Problem lösen.

Daran sieht man, wie kompliziert der Geist sich etwas „drum herum" baut, um das Grundgefühl der Traurigkeit, die man spürt, zu ändern.

Viele Menschen wollen ihr Leben ändern und setzen an der falschen Stelle an.

Viele ändern im Außen, ziehen sogar von einem Ort in den anderen, wechseln ihre Jobs, wechseln ihre Partner. Und die Probleme oder Schmerzen bleiben.

Die Traurigkeit ist das, mit dem der Energieseher arbeitet, weil die Traurigkeit, das tiefe Gefühl, der Ebene der Energie am nächsten ist. Die Traurigkeit ist das Thema, nicht die Missionssuche, nicht die Vergangenheit der Großmutter. Die Traurigkeit ist quasi das Sprungbrett, von dem der Energieseher in die unsichtbare Welt der Energie „springt", um zu erkunden, welche Energiestörung dieses Gefühl produziert.

Der Prozess besteht immer darin, die Wunde, in diesem Falle die Traurigkeit, in eine Quelle der Kraft zu verwandeln. Wenn die Traurigkeit (schwere Energie) gelöscht ist, kann nur Fröhlichkeit (leichte Energie, Licht) nachkommen. Die Aufgabe besteht also darin, tief in die Wunden zu schauen und die Wunden verwandeln zu lassen. Dazu gehört sehr viel Mut, denn wir müssen „direkt" in das Problem „hineinschauen", auch wenn es Angst macht.

Uwe

Uwe hat ein rein körperliches Problem, sagt er. Seine Knie schmerzen, vor allem morgens.

„Hast du vielleicht eine, sagen wir, übergeordnete Idee zu dem Knieproblem?", frage ich.

„Übergeordnet?", fragt Uwe und runzelt die Stirn.

„Ja, es könnte ja sein, dass du zu viel Stress hast ... oder zumindest das Gefühl ..."

„Stress hat man immer, oder?", sagt Uwe abwehrend.

Für Uwe ist Stress also normal, die körperlichen Symptome aber nicht. Das Beispiel mit Uwe zeigt, wie getrennt wir von uns selbst leben können.

Mit dem Vorgespräch führe ich den Klienten oft von einem rein körperlichen Thema, von der körperlichen Ebene, zu einer Idee einer etwas tieferen Ebene. Denn das körperliche Symptom ist immer eine Manifestation von Energiestörungen in tieferen Ebenen. Ein Knieschmerz kann ein schon lange verdrängtes Beziehungsproblem als Quelle haben. Denn die Quelle ALLER Symptome ist die Störung der Energie.

Noch einmal (und ich werde mich noch öfter wiederholen): Der Grund für ein körperliches Problem ist nicht der Körper. Der Grund für ein seelisches, psychisches Problem ist nicht die Seele. Der Grund für die ewige Grübelei ist nicht der Geist. Der Grund ist immer in einer Störung unserer Energie zu finden.

Deswegen ist dem Energieseher auch das Problem „an sich" nicht wichtig, weil das Problem „an sich" letztendlich nur eine Auswirkung der Energiestörung und der „Einstieg" ist, von dem der Energieseher die Reise zur Ebene der Energie vornimmt.

Franka

Es ist Montag, elf Uhr. Ich bekomme einen Anruf zur Fernsitzung von Franka aus Wien.

„Ich bin total aufgeregt!", sagt sie.

„Das ist normal. Die meisten, die zum ersten Mal zu mir kommen sind es, weil die Form der Behandlung neu ist", sage ich.

„Ja, aber bei mir ist es besonders schlimm. Ich weiß einfach nicht, wer ich bin."

„Ach so, das ist der Grund. Wer du bist ... was meinst du damit?"

„Na, ich habe in meinem Leben schon über 30 Mal den Job gewechselt. Ein Job war schlimmer als der andere, und jetzt bin ich wieder arbeitslos. Nicht, dass es in Wien keine Jobs gäbe, aber ich fühle mich immer so schlecht bei diesen Jobs. Früher, ja, da hatte ich noch Träume, Vorstellungen darüber, was ich einmal machen möchte, aber jetzt ist selbst das nicht mehr da. Kein Traum – keine Vorstellung. Ich dachte immer, das sei normal, überhaupt, was ist schon normal. Anderen geht's damit wahrscheinlich besser. Nur ich bin verrückt. Irgendwie bin ich so dazwischen. Und ..."

„Stopp, stopp, Franka, das geht mir aber zu schnell ... was macht das denn alles mit dir? Ich meine, wie fühlst du dich damit? Vielleicht unter Druck gesetzt, hilflos oder depressiv?"

„Wie fühle ich mich damit ...?", wiederholt sie, schweigt und denkt weiter. „Nichts!", sagt sie.

„Wie ... nichts?!", sage ich.

„Das ist auch eines meiner Probleme ... ich fühle einfach nichts. Selbst das kann ich nicht ...", sagt sie.

„Ja, aber spürst du etwas im Körper?", frage ich, nach Symptomen quasi bettelnd.

„Im Körper? Ja, mit dem Magen ist es nicht so gut, ich habe oft Kopfschmerzen, ein ‚Ziehen' in der Brust, das habe ich aber schon lange", zählt sie auf.

Im Laufe der Behandlung wurde eine tiefe Traurigkeit, verbunden mit einer Angst, im Leben zu scheitern, als tatsächlicher Grund für ihren ständigen Jobwechsel gefunden. Wenn die Aufgaben groß wurden, flüchtete sie.

Es ist immer wieder interessant, welche Gedankenkonstrukte der Geist herstellt, um den Grund unserer Probleme zu analysieren und festzumachen: Meistens sind es die anderen Menschen, die an unserer Misere schuld sind. Mal ist es der Partner, dann die Mutter, der Vater, die Arbeitskollegen, die Lebensumstände, das Haus, die Kinder, das nicht ausreichende Geld.

Durch die energetische Arbeit stelle ich immer mehr fest, dass etwa 90 Prozent aller Theorien über das „Warum" nicht stimmen. Wie eingangs schon erwähnt, ist der Geist nur ein bescheidenes Instrument, um emotionale, seelische oder gar körperliche Probleme zu lösen.

Denken bringt wirklich gar nichts.

Können wir uns selbst verändern?

Dies ist der Fragenklassiker in meinen Seminaren. Ja, wir können. Es ist wirklich möglich. Aber warum ist das nicht so einfach? Wieso können wir uns nicht einfach hinlegen, den Befehl „Selbstveränderung" oder besser „Bitte mache alles gut!" geben und einfach nur darauf warten?

Der Grund ist ganz einfach: Der Durchschnittsmensch gelangt nicht in die Tiefen seiner eigenen schweren Energiestörungen, um sie freizusetzen. Das ist der einzige Grund.

Es ist nicht nötig, dass jeder Klient durch einen schweren Prozess gehen muss. Der Energieseher kann anstelle des Klienten in die dunklen Energiestörungen schauen und sie verändern, ohne dass der Klient den Schmerz selbst erleben oder gar „wiedererleben" muss.

Ein weiterer Grund, warum Selbsthilfetechniken schwierig sein können, besteht darin, dass wir oft gar nicht genau wissen oder herausfinden können, wo der Schuh drückt. Die meisten Klienten kommen mit einem eher schwammigen Gefühl, mit einem „Brei" von vielen Problemen gleichzeitig. Das ist die Realität. Wo sollen wir dann mit der Selbsthilfetechnik anfangen?

Ein Energieseher hilft dabei, erst einmal die gröbsten Steine aus dem Fluss unseres Lebens zu entfernen. Ich will das Werk anderer Autoren nicht schmälern, ihre Arbeit ist wundervoll, aber wenn Sie nicht weiterkommen, dann geben Sie nicht auf, sondern nehmen Sie Unterstützung in Anspruch! Wenn ein gewisser Reinigungsgrad Ihres Energiesystems erreicht ist, dann kann man immer noch mittels „Selbsthilfeprogrammen" über die belastenden Restsdinge nachdenken.

Es ist eine solch tolle Erfahrung von jemandem Unterstützung in Anspruch zu nehmen. Und Unterstützung gibt es genug in der äußeren Welt – das besagt unter anderem das Naturgesetz der Fülle. Fangen Sie wieder an zu vertrauen – es wird sich lohnen.

El mundo energético siete

„Frage immer um Erlaubnis": Diese Lektion hatte ich verstanden. Die Lichttür öffnete sich und ich sah einen großen, sehr großen Raum. Dieser Raum war an den Wänden mit wundervollen Steinen dekoriert. Es schienen Kristalle zu sein. Zuerst dachte ich, es sei eine Kirche, aber dann war es wieder einfach nur ein Raum mit schönem Wandschmuck aus Steinen.

Der Geistführer führte mich durch den Raum zu einem Tisch, der in ein wunderschönes, warmes Licht eingehüllt war. Es gab nirgendwo Scheinwerfer oder vielleicht Kerzen. Das Licht war einfach da und umsäumte diesen Tisch – es machte ihn zu einem Lichttisch.

„Wie heißt du?", fragte ich den Geistführer.

„Heute heiße ich Mavelino", sagte der Geistführer.

„Wieso – wie heißt du denn morgen?"

„Ich habe tausend Namen, denn das gesamte Wissen des Universums ist über unendlich viele Geistführer verteilt", sagte der Geistführer.

Ich öffnete die Augen und sah durch das Fenster der Praxis wieder in die dunkle Kölner Nacht. Da war kein Geistführer zu sehen – nur ein paar Lichter in den Fenstern der gegenüberliegenden Häuser. Ich rieb meine Augenlider, um zu überprüfen, ob ich das nicht alles träumte und schloss wieder die Augen.

Auf einmal sah ich den Raum nicht mehr als Beobachter: Ich saß in dem Raum und der Geistführer direkt vor mir! Mir lief der Angstschweiß den Nacken herunter. Ich öffnete die Augen. Der Praxisraum, die Nachbarn, alles in Ordnung. Ich schloss die Augen wieder und sah den Geistführer vor dem Tisch stehen.

„Und warum bist du gerade jetzt hier, Mavelino? Warum bin ich in dem Raum?", fragte ich den Geistführer.

„Ich bin gerade hier, weil du gerade in diesem Moment Antworten brauchst, die ich dir liefern kann. An einem anderen Tag kann es sein, dass du andere Antworten brauchst, dann kommt ein anderer Geistführer. Von mir sollst du lernen, ein guter Energieseher zu werden", erwiderte er.

„Oh, ein guter Energieseher ... ich habe aber eigentlich nur Angst, dass ich, wenn ich die Augen schließe, um schlafen zu gehen, immer diesen Raum sehe und das nicht abschalten kann. Ich habe keine Lust, wahnsinnig zu werden bei all dem Hokuspokus hier."

Mavelino kam auf mich zu und pustete mich an. Ich zuckte und meine Angst verschwand.

Ich öffnete die Augen. Drüben kochte jemand. Ich spürte ein heißes Brennen auf der Brust. „Martin, das musst du für immer für dich behalten", sagte ich zu mir selbst, „du bist doch kein durchgeknallter Esotyp", und dachte an die anderen und sah sie mich schon auslachen und belächeln.

„Dann gehe einfach zurück durch die Tür, reise entlang des Lichtstrahls in deine Welt zurück. Wenn du wiederkommen willst, dann weißt du ja, wie es geht. Frage immer um Erlaubnis bei allem, was du tust. Ich bin geduldig, sehr geduldig. Ich bin nämlich schon seit Jahrhunderten hier, und auf die zwei, drei Tage kommt es auch nicht mehr an. Für uns existiert keine Linearität – keine ‚Zeit'. Ach übrigens ... darf ich dir Daph vorstellen, eine wundervolle Schamanin aus unserer 5. Welt – der Welt der Geistführer. Sie und ich werden dich bei den Sitzungen in Zukunft unterstützen."

Daph war wunderschön. Ich hatte noch nie eine so wunderschöne Frau gesehen. Sie bewegte sich wie ein Mädchen, hatte die Hände einer Mutter, lange helle Lichthaare bis zum Boden. Sie war einfach umwerfend.

„...ein unglaublicher Quatsch", dachte ich, „totale Projektion – so eine wünschst du dir als Partnerin", und ich lachte über meine eigene Naivität, öffnete die Augen, packte alle Sachen zusammen, verließ die Praxis, fuhr nach Hause und ging ins Bett.

Ich schloss die Augen, konnte aber nicht einschlafen, denn ich lag plötzlich in diesem Raum. Mavelino starrte mich an, so, als ob ich nach einem Boxkampf ausgezählt werden würde. Jetzt war es passiert. Jetzt war ich also endgültig durchgedreht. Dann ist es ja schon egal.

„Mavelino, was soll das?", schaute ich den Geistführer fragend an, und ich kam mir vor wie Don Camillo (aus dem Film „Don Camillo und Peppone"), der mit Gott spricht. Gut, dass mich niemand hier sprechen hört, dachte ich weiter.

„Du fragst den Geistführer, und der Geistführer antwortet – so einfach ist das", sagte er.

„Ja, aber wie kann ich das, was ich hier sehe, wieder ausschalten? Ich will schlafen!"

„Tritt die Rückreise an in deine Welt – und um Himmels Willen: Frage nicht so viel." Frage nicht so viel, das kannte ich noch von den Indianern. Die mochten auch keine Fragen.

Ich tat, wie mir geraten wurde, und reiste zurück durch die Tür, am Mond, an den Sternen entlang, durch die Wolken zurück auf diese Erde, hier in die Wohnung. Hatte ich neue Lehrer und Helfer gefunden? Quasi „virtuelle Lehrer"?

Das erzähle ich draußen nicht, dachte ich. Das glaubt dir niemand. Erst überrasche ich meine Freunde damit, dass ich ab sofort als Energieseher arbeite, dann habe ich auch noch Riesenerfolg damit und dann habe ich Kontakt zu Geistwesen, zu Geistführern? Das würde dem Fass den Boden ausschlagen.

Das muss auch keiner wissen, dachte ich. Die Klienten interessiert doch nur, behandelt zu werden. „Kein Hokuspokus", hatte mal ein Freund gesagt. Wie Besserung geschieht, ist doch egal. Egal, dachte ich, „egal" ist das richtige Wort.

„Du fragst den Geistführer und der Geistführer antwortet": Alles klar. Ich hatte wieder etwas gelernt.

Energieformen

Montag, 9 Uhr. 103 Mails, die ich alle lesen muss. Mein Lektor (manche meinen verbreiten zu wollen, ich hätte einen Ghostwriter gehabt - das stimmt nicht! Ich habe alles selbst geschrieben) schreibt wieder: „Martin, Du schreibst so viel über Energie, das ist dem Leser zu schwammig – was ist diese Energie – wie kann man die sich vorstellen? Ein wenig mehr, bitte...“

„Ein wenig mehr, bitte“, klingt es nach. Wie soll ich Energien beschreiben? „Ein wenig mehr, bitte“, ja, so sind sie, die Intellektuellen. Ich wollte nie ein Buch darüber schreiben. Bücher bestehen aus Wörtern. Wörter bewegen sich auf der geistigen Ebene.

Die energetische Medizin hat nichts mit dem Geist zu tun – sie kann man nur „erleben“. Dieser Wunsch, immer alles „verstehen“ zu wollen, macht mich mittlerweile verrückt. „Alles verstehen wollen“ heißt eigentlich immer nur Sicherheit finden – ein sehr westlicher, Energie saugender Ansatz. Aber Sicherheit findet man nicht durch Worte, sondern nur dadurch, dass man sie wirklich spürt, erlebt.

Die meisten Teilnehmer wundern sich im Basiskurs, dass ich bei manchen Fragen nur sehr kurz antworte oder vielleicht sogar die Frage zurückgebe. Denn die meisten Fragen, die wir an andere richten, dienen einzig und allein dazu, „Sicherheit“ zu bekommen in Form von Lebensenergie eines anderen. Oftmals fragen wir aus Angst, etwas falsch machen zu können, wollen uns vorher rückversichern. Was den meisten nicht auffällt: dass die meisten Fragen die exakte Antwort enthält.

In meiner Energieschule gibt es keine Manuskripte – es werden nur wenige „Papiere“ verteilt. Denn das Heilwissen, um das es geht, ist ein rein mündlich übertragenes Wissen, und ca. 90% der Zeit besteht aus praktischen Übungen. Es geht darum es zu erleben. Dann hören meist auch die Fragen auf, und die Zweifel verschwinden. Der Kopf wird abgestellt, und man gelangt in das so befreiende „einfach (Nichts-) Tun“.

Jeder kann Energie sehen – nur wissen wir nicht darum. 100 Prozent (!) aller Teilnehmer, die den Seherkurs verlassen, können Energie sehen.

Was sind nun Energien?

Wenn wir beispielsweise jemanden im Vorbeigehen fragen, wie es ihm geht, wird dieser meistens sagen: „Gut, danke der Nachfrage“ und sofort zurückfragen, wie es einem selbst geht. „Auch gut, danke", werden wir dann erwidern. Dann trennt man sich erst einmal. Vielleicht denken wir abends, wenn wir wieder zu Hause sind, an diese Person und merken, dass das „Gut, danke" eigentlich gar nicht so gemeint war. Wir haben im Nachhinein den Eindruck, dass es ihm/ihr gar nicht so gut ging. Vielleicht haben wir sogar ein verzerrtes Erinnerungsbild im Kopf, auf dem er/sie ein wenig weinerlich aussieht, ja sogar weint. Und das bedeutet im Grunde genommen schon, dass wir Energie sehen können – das wahre Gesicht hinter der Maske.

In der Energieschule lernen die Teilnehmer das wahre, das energetische Bild des Klienten zu sehen und damit zu arbeiten.

Leichte Energien

Leichte Energien sind Energien, die kurz in uns eintreten und durch die normale energetische Bewegung des Lichtkörpers wie die Atmung wieder ausgeschieden werden. Es gibt Hunderte von Situationen, in denen von „außen" leichte Energien in uns eintreten, sich aber nicht festsetzen. Ein Beispiel dafür ist die kurze, ärgerliche Diskussion mit dem Schaffner über die überfüllten Züge, die spätestens nach ein paar Minuten vergessen ist.

Kinder sind in der Regel bei der Geburt energetisch sehr rein. Fragen Sie mal ein kleines Kind eine Stunde, nachdem es einen Wutanfall hatte, warum es diesen hatte. Das Kind wird sich überhaupt nur schwer darin erinnern. Das liegt daran, dass das Energiesystem des Kindes in der Regel weniger verschmutzt, sondern rein wie ein Kristall ist. Durch das Atmen, welches für eine höhere Schwingung der Chakren sorgt, dreht sich die leichte bis schwere Energie einfach wieder aus dem Lichtkörper heraus: alles vergessen. Wir Erwachsenen stehen dann staunend und selbst noch wütend in unserer Erinnerung verhaftet einfach nur da. Das energetische Erinnerungsvermögen, also die Anzahl der schwarzen Flecken, nimmt ohne Säuberung leider mit steigendem Alter zu.

Stellen Sie sich vor, Sie würden so schnell vergessen, wie Kinder es tun. Das Leben wäre wie ein Fest, jeder Tag wäre ein neuer Tag. Um also selbst wieder völlig kraftvoll und gesund zu werden, müssen wir wieder rein werden wie ein Kristall, wie ein Kind. „Werdet wie die Kinder...", das kommt daher.

Verdichtete Energie der Kindheit

Ein Kind, das in problematischen Familienverhältnissen aufwächst, wird im jugendlichen Alter dunkle Energieflecken im Lichtkörper haben, die immer wieder nach Wiederholung der Erlebnisse im Außen suchen werden.

Das liegt an dem Gesetz der Resonanz, welches ich in einem späteren Kapitel noch beleuchten werde. Denn wir können nur das im Außen leben, was energetisch in unserem Lichtkörper gespeichert ist.

Das energetische Drama setzt sich in der Schule fort. Sind erst einmal energetische Flecken im Lichtfeld vorhanden, dann suchen sich die Flecken als Traumata später während der Schulzeit Manifestationen in der wahren Welt. Dann sind es vielleicht die anderen Teilnehmer, die man nicht leiden kann. Man kommt überhaupt mit niemandem so richtig klar. Man ist irgendwie Außenseiter und weiß nicht, warum.

Hatten Sie eine leichte Kindheit?

Was glauben Sie, was in dem Leben des Klienten passieren würde, wenn man die Kindheitsflecke, diese verdichteten Energien löschen würde? Des Übels Wurzel sind die energetischen Störungen und nicht die Kindheitserinnerungen, die mühsam aufgearbeitet werden müssen.

Im Seherkurs der Energieschule lernen die Teilnehmer, die energetischen Verbindungen zu ihren Eltern abzustreifen. 90 Prozent aller Menschen sind nicht frei, sie sind noch von den Elterndramen bestimmt und leben diese. 90 Prozent aller Menschen haben „offene" Themen mit der Mutter oder dem Vater – auch wenn diese schon längst verstorben sind. Im Seherkurs werden Tools angeboten, diese aufzulösen, zu beenden. Es gibt sehr viele verschiedene Arten von Therapien, Aufstellungen, Elterntherapien, die wichtige Einblicke in das Drama Familie geben, aber hier geht es um die energetische Auflösung des Themas. Teilnehmer berichten über einen enormen Energieschub nach dem „Abstreifen" dieses schweren Rucksacks der Vergangenheit.

In alten Kulturen werden die Kinder in früher Jugend „energetisch" von den Eltern getrennt und mit der „Mutter Erde" und dem „Vater Mond" verbunden. Der Sinn ist, die Führung des eigenen Lebens diesen „neuen" Eltern zu überlassen, die uns immer wärmend beiseite stehen und uns führen. Auch das geschieht im Seherkurs.

El mundo energético ocho

Seit diesem Erlebnis mit den Geisführern arbeitete ich nicht mehr allein. Hatte ich vorher immer direkt mit dem Lichtfeld der Klienten gearbeitet, so sah ich nun zu Beginn der Behandlung das Energiefeld des Klienten, den mit Gold und Edelsteinen geschmückten Raum und den wunderschönen Marmor-Lichttisch. Der Klient lag energetisch auf diesem Tisch.

In ein bis zwei Meter Entfernung saßen die beiden Geistführer, die jedes Mal andere Namen hatten und auch anders aussahen, da jeder Klient ein anderer war und andere Themen hatte.

Der energetische Weg ist ein Weg der Fülle, das fiel mir dazu ein. Denn die Hilfe, auf die wir zurückgreifen können, ist gigantisch. Zu jedem Klienten erscheinen andere Geistführer, andere Spezialisten mit neuem Wissen.

Ich konnte die Geistführer fragen. Und sie antworteten. Sie waren wie sehr erfahrene Ärzte, wie höchst erfahrene Energie-Chirurgen, die mich anleiteten, mich lehrten, meinen Blick zu schärfen.

Aber ihre „Hauptarbeit" bestand nicht nur darin, mich zu lehren, sondern auch darin, mitzuarbeiten. So war es, dass während einer Sitzung im Prinzip drei Beteiligte arbeiteten: der feminine Geistführer, der maskuline Geistführer und ich.

Sie gaben mir Anweisung, was zu tun war, und die kleinsten Abweichungen von ihren Instruktionen wurden mit Kritik bedacht, die sofort in Form von Zeichen geäußert wurde. Der mahnende Zeigefinger der Geistführer während der Behandlungen ist mir in guter Erinnerung geblieben.

Die Geistführer lehrten mich, meinen Egotrip aufzugeben. Anfangs dachte ich nämlich immer, ich sei derjenige, der heilen würde. Mein Ego wurde durch die positiven Rückmeldungen der Klienten gestärkt und mit Komplimenten verwöhnt. Ich war wie ein Künstler, der immer hören will, wie toll seine Bilder doch sind.

Mehr und mehr lehrten mich die Geistführer, dass nicht ich es bin, der heilt, sondern letztendlich der Geistführer. Ich war nur Werkzeug – „Medium" nach der esoterischen Terminologie.

Die Behandlungen wurden immer effektiver, schneller – und immer besser. Die Klienten kamen mit ihren Themen, die Geistführer sagten mir in Sekundenbruchteilen, in welchem Energiebereich (Vessel) die schwere Energie oder das Problem zu finden war. Ich bewegte mich dann in diesen Bereich des Vessels, schaute mir die „wahre" Geschichte „hinter" dem an und führte die energetische Arbeit durch.

Immer mehr wurden die wahren energetischen Geschichten zu reinen, sehr mystischen Zeichentrickfilmen. Da sah ich im 2. Vesselbereich die Energie der Klientin, die von einem Mann in Uniform an eine Stahlkette gefesselt war – die Klientin traf immer dominante Männertypen. Bei jemand anderem sah ich im 4. Vesselbereich, wie der Klient über eine Feuerlandschaft flog – der Klient litt unter Atemnot, ständiger Panik und Tinnitus. Ich sah im 3. Vesselbereich die Energie eines Klienten in einer Gaslampe eingesperrt, die wiederum in einem Bunker tief unter der Erde begraben war – der Klient hatte Asthma und Angst vor Menschenmassen. Ein anderes Mal sah ich im ersten Vesselbereich die Energie des Klienten in einem Käfig eingeklemmt, von giftigem Wasser umgeben – der Klient hatte permanent Rückenschmerzen und fühlte sich oft müde und schlapp.

„Was soll ich mit diesen symbolischen, mystischen Geschichten anfangen?", fragte ich die Geistführer.

„Es sind nur Bilder, Martin, nichts sonst, es sind Übersetzungen von Energie in Bilder – mehr nicht", bekam ich als Antwort.

„Was nützen diese Geschichten – wenn man sie nicht ändern kann?"

„Wir können die Geschichten ändern. Bedenke, dass du dich in einem Bereich des Energiekörpers (Vessel) befindest und jedes Lebewesen aus Energie besteht. Denke daran, wie es sein sollte!"

„Wie es sein sollte? Soll ich denn das Dunkle, das Giftige einfach aus dem Vessel entfernen und in Licht verwandeln?"

„Frag nicht soviel, tue es einfach", sagte Helena, und Morales nickte zustimmend. So hießen die Geistführer heute.

„Ja, aber wie?", fragte ich.

Energieverbindungen

In meinen Seminaren erzähle ich immer das Beispiel von der besten Freundin, die gerade in dem Augenblick anruft, wenn wir an sie denken. Im Grunde genommen brauchen wir gar nicht mehr anzurufen, um zu erfahren, wie es der jeweiligen Person geht. Sobald wir an die Person denken, „fragen" wir quasi den Gemütszustand des anderen über die Entfernung ab und: wissen es!

Nur diejenigen, die in völliger Trennung, abgeschnitten von der eigenen Intuition leben, dürften Schwierigkeiten haben, es zu spüren. Denn diese energetischen Verbindungen sind viel, viel mehr, wie ich später erfahren durfte.

Babette

Ich arbeitete mit Babette zum ersten Mal. Sie kam aus Spanien angereist, sie hatte einmal ein Seminar von mir in Barcelona besucht.

Babette konnte ihr Problem nicht beschreiben. Ihr ging es eigentlich richtig gut, sie hatte einen tollen Mann, zwei Kinder, war von Italien wieder nach Hause, nach Barcelona, gezogen. Bald würde sie wieder anfangen zu malen, etwas für sich zu tun.

Dennoch ging es ihr oft sehr schlecht, da sei so ein Gefühl von Schwere, sagte sie, so, als ob sie von irgendetwas heruntergezogen würde. Und dann die Traurigkeit, diese unglaubliche Traurigkeit, die sie manchmal spontan überfällt. Sie kann nicht sagen, woher diese Lethargie kommt, sagte sie. Auf jeden Fall habe das alles definitiv nichts mit ihrem Leben tun, denn da sei ja alles in Ordnung.

Als sie eine kurze Weile auf dem Behandlungstisch lag, konnte ich den Grund ihres Thema erkennen: Sie hatte aus ihrem 3. Energiebereich, das ist der Solarplexus, eine Verbindung, die wie ein Rohr aussah. Dieses Rohr ging von ihrem Lichtkörper aus durch den Behandlungsraum wie ein Schlauch durch das Fenster hinaus.

Es wäre schon interessant herauszufinden, wohin die Verbindung geht, dachte ich und sah wie durch Zufall auf einen Globus, der in meiner Praxis stand. Ich stellte mir die Karte Deutschlands vor und sah, wie die Verbindung von Köln über die Landesgrenzen hinaus über Frankreich bis nach Spanien ging. Und zwar in den Norden Spaniens.

„Jetzt geht wieder deine Fantasie mit dir durch", witzelte ich über mich selbst. Norden, dachte ich. Das kann doch nicht sein. Sie sagte doch, sie käme aus Barcelona. Ich sah aber die Verbindung in Andorra enden.

So etwas habe ich noch nie gehabt, dachte ich, habe ich eine neue Fähigkeit hinzugewonnen? Ich ging bis zum Ende der Verbindung und sah die Energie beziehungsweise das energetische Bild einer femininen Energie, einer Frau, vielleicht Ende sechzig. Sie schien nicht glücklich zu sein.

Wahnsinn, dachte ich und traute mich nicht, Babette zu fragen.

„Ich sehe eine Energie, feminin", tastete ich mich vorsichtig heran.

„Feminin? Das bin doch ich", sagte Babette.

„Nein, ich meine eine Verbindung zu einer femininen Energie in Spanien", versuchte ich erneut.

„In Spanien, feminine Energie? Das ist meine Mutter! Meine Mutter!", sagte sie.

Das war schon mal ein Volltreffer, dachte ich. Wenn jetzt noch stimmt, dass sie nicht in Barcelona, sondern im Baskenland lebt, dann habe ich wieder etwas, was ich niemandem erzählen kann und wofür mich alle für verrückt halten.

„Sag mal, deine Mutter wohnt aber nicht in Barcelona – was?"

„In Barcelona? Nein ... sie wohnt weiter im Norden."

Mir lief es eiskalt den Rücken herunter – ich kam mir vor wie ein Spürhund, der aus weiter Entfernung schon die Beute orten konnte.

„Vielleicht in Andorra?", fragte ich mit zittriger Stimme.

„Andorra? Nee, um Himmels Willen – nicht in Andorra, im Baskenland."

„Ah ja?", sagte ich. ‚Mist, das wäre ja zu schön gewesen, um wahr zu sein. Das wäre ja auch eine Sensation gewesen', dachte ich.

Die Verbindung wurde von mir getrennt und ihr 3. Energiebereich gereinigt. Babette ging es sofort besser. Sie bestätigte, dass sie oft an ihre Mutter denken müsse, und als sie hörte, dass die Verbindung zu ihrer Mutter bestand, wurde ihr klar, dass die Traurigkeit gar nicht ihre Traurigkeit war, sondern die ihrer Mutter. Die Energie, die Lethargie ihrer Mutter „floss" quasi permanent zu ihr.

Viele Klienten beschreiben diesen Effekt als ein Gefühl von permanentem „Ausgesaugt-Werden". Das kann durch den Partner, durch einen Freund oder durch die Kinder geschehen. Bei gesunden Menschen trennt sich diese Verbindung automatisch.

Babette schrieb ein paar Wochen später eine Mail, in der sie mitteilte, dass es ihr äußerst gut ginge, ihre Mutter hätte seitdem vermehrt angerufen, so als ob sie die Trennung der Verbindung gemerkt hätte, aber bei ihr sei nichts mehr zu holen, sagte Babette. Ihre Mutter habe sich nun einen Therapeuten in Andorra gesucht.

Wunderbar, dachte ich damals. Wenn solche Verbindungen getrennt werden, dann heilt nicht nur derjenige, der bei mir war, sondern auch der Mensch, mit dem die Verbindung bestand.

Bei vielen Klienten sehe ich noch heute Verbindungen zu Ex-Partnern, Beziehungen, die schon über 15 Jahre vorbei sind. Meistens haben sie schon eine neue Beziehung, aber die Energie scheint immer noch zu der alten Beziehung zu fließen. Das ist auch der Grund, warum eine Trennung nicht unbedingt vollzogen wird, wenn ein Paar auseinanderzieht. Jeder kennt das. Der eine kann bis Toronto ziehen, und die energetische Verbindung bleibt so lange bestehen, bis sie durchtrennt wird. Die Trennung von Partnern kann viel schneller und vor allen Dingen schmerzloser geschehen, wenn diese Verbindungen energetisch getrennt werden.

Wochen später, nachdem ich zum ersten Mal Verbindungen sehen und trennen konnte, spielte meine Tochter mit dem Globus in meiner Praxis.

Dort war Spanien zu sehen. Ich guckte mir den Norden an, mir fiel Babette wieder ein, und ich konnte es nicht glauben: Andorra lag natürlich nicht im äußersten Norden – sondern das Baskenland. Ich hatte mich also mit den Ländern vertan. Ich lag damals also genau richtig. Ich hatte wirklich gesehen, dass ihre Mutter im Baskenland lebte – was ich für Andorra gehalten hatte ...

„Yehhhhhiiiiiiiiiiiiiiiiiiyooooooooooooooo", freute ich mich. Meine Tochter sah mich fragend an. „Alles klar, Papa?"

El mundo energético nueve

„Wenn du eine Verunreinigung siehst, dann puste sie einfach mit deiner Intention hinaus", sagte Morales später. „Wenn dunkle Energie verschwindet, dann kann nur Licht hinterherkommen", führte er weiter aus.

„Ja, aber ...", sagte ich.

„Nichts ja aber, tue es einfach", befahl Morales, mein Geistführer.

Mittlerweile hatte ich die Firmen (das was übrig geblieben war) verkauft. Ich konnte einfach nicht mehr in dieser alten, traditionellen Welt des Geldverdienens leben. Der Prozess der Ablösung vom alten Leben ging schnell vonstatten. Zuerst waren es die Freitage, die ich für Heiltermine reservierte. Dann nahm ich noch jeden zweiten Donnerstag hinzu, dann jeden Donnerstag, den Mittwoch ...

Meine Zweifel verschwanden. Die Klienten berichteten große Erfolge und schrieben mir darüber Mails. Das bestärkte mich, denn es waren die Erfolge, die mich immer bekannter machten, nicht ein manipulatives Marketing.

Ich hatte zum ersten Mal im Leben wirklich das Gefühl, etwas Sinnvolles zu tun. Ich half Menschen und konnte mittlerweile auch davon leben.

Mit der Zeit las ich mich ein wenig in die esoterische Literatur ein. Wahnsinn. Es war unglaublich, was es dort alles gab. Wen es dort alles gab. Wie viele Menschen auf dem Weg waren, war für mich äußerst interessant.

Aber noch interessanter war, was ich durch die viele Arbeit mit Klienten (und damals hatte ich schon fast tausend weltweit) gelernt hatte. Ich hatte darüber nie Bücher gelesen. Es waren die Praxis, die Rückmeldungen der Klienten und mein Reflektieren darüber, was mich geschult hatte. In den Büchern erfuhr ich dann oft Bestätigung und lernte die esoterische Begrifflichkeit.

„Channeln" war zum Beispiel wohl das, was ich während der Kommunikation mit den Geistführern machte, um herauszubekommen, was mit dem Klienten los war: Das Reden mit verstorbenen Energien würde auch unter den Begriff „Channeln" oder „mediale Arbeit" fallen. Menschen, die sich bei der Arbeit der Hilfe von Geistwesen oder Helfern aus der geistigen, spirituellen Welten bedienten, hießen wohl „Medien". Gut, dachte ich, dann bin ich auch ein Medium.

Diese Begrifflichkeiten waren aber für mich belanglos. Es war interessant, wie andere auch versuchten, diese sehr schwer zu greifende Energietechnik in Worte zu fassen.

Denn im Grunde genommen ging es hierbei um das Rückgewinnen der eigenen Intuition, die Stärkung des Sehens und richtige Nutzung der Naturkräfte der Intention.

Umso interessanter war es, Literatur über sagenhafte Heilmethoden, komplizierte Affirmationstechniken, komplizierte Übungen zu lesen.

Mit steigender Erfahrung wurde mir immer klarer, wie einfach die von der Natur vorgesehene Heilung war. Wie einfach es war, wenn man seine natürlichen Kräfte zurückgewinnen konnte, um in seine Kraft zu kommen.

Problem definieren (intuitiv fühlen), es ausfindig machen (sehen) und einfach rauspusten (Intention): So einfach war das. Jeder kann das lernen. Jeder muss das wieder lernen, das wurde mir immer klarer. Dazu musste man nicht nach Peru fahren oder nach Sibirien oder nach Hawaii. Dazu braucht es keine Reise in den Dschungel.

Umso mehr verwunderte mich eines Tages eine Mail aus Peru. Sie war sehr kurz, von einem der jungen indianischen Energieseher, und es hieß darin, ich solle herkommen. So schnell es ginge. Die Indio Ältesten wollten mich sehen.

„Die Indio-Ältesten wollen mich sehen", äffte ich mich selbst nach. Ich brauchte keine Indios, dachte ich in diesem Moment. Das Wissen steht einfach jedem zur Verfügung. Jeder kann das wiedererlernen und damit das verlorene Wissen zurückholen. Außerdem bin ich kein Indio, wehrte ich mich weiter.

Ich vergaß die Mail zunächst für ein paar Tage. Ich brauchte nicht nach Peru zu fahren, um etwas von dort zu holen. Ich hielt nichts von diesem Heiltourismus, der auch Deutschland schon erreichte. Inder wurden eingeflogen, Peruaner zu Massenheilungen, Heiler aus Hawaii, Ayuhuasca-Zeremonien in Süddeutschland, das kam mir vor wie Samba in Mettmann.

Viele von den Teilnehmern hatte ich zur Nachbetreuung hinterher in meiner Praxis, weil sie mit dem Erlebten nicht mehr klarkamen. Dennoch schätze ich die Arbeit dieser Heilsimporteure, da sie mit ihrer Arbeit den Menschen sensibilisieren, aufmerksamer machen und helfen. Danke dafür.

„Wir alle haben das Wissen. Hier. Wir müssen es nur wiederentdecken", sagte mir eine innere Stimme während meiner zahlreichen Sitzungen.

Ahnenenergien: Der Krieg ist noch lange nicht vorbei

In den Energiefeldern der Klienten lassen sich, wenn man Energien sehen kann, schnell Ahnenenergien erkennen.

Das muss man sich so vorstellen, als ob jemand Huckepack oder an der Seite, hinten oder vorne an dem Klienten energetisch mitgeht oder dranhängt. Man sieht an den Kleidern dieser Ahnenenergien, am Haar, am Gesicht, ob es sich um männliche oder weibliche Ahnenenergien handelt und auch, wie alt sie sind. Über Psychodramen kann man mit diesen Energien – denn mehr sind sie nicht – sprechen, und fragen, woher sie kommen, wie sie gelebt haben und wie sie gestorben sind.

Die meisten dieser Ahnenenergien sind sehr verängstigte, verzweifelte Energien, Erinnerungen, Kopien von Energiefeldern schon hinübergegangener Menschen.

Viele Klienten wissen deshalb, äußern es sogar, dass sie sich „besetzt" fühlen. Innere Selbstgespräche mit jemand Fremdem, das Gefühl, nicht selbst Entscheidungen zu treffen, sein Leben nicht zu leben, „seinen" Beruf nicht ausüben zu können, können Anzeichen von Ahnenenergien sein.

Verena

Verena ist 28 Jahre alt und kann mit Männern weder zusammensein, noch arbeiten oder sonst etwas, sagt sie. Das ist in allen Bereichen so und fängt schon an, wenn ein Mann sie mit dem Taxi befördert. Das ist natürlich auf Dauer problematisch, gerade jetzt, wo sie mit dem Studium fertig ist und eine feste Anstellung sucht.

Verena litt unter einer sehr aggressiven, ängstlichen, männlichen Ahnenenergie, deren Energie sich in Verenas Leben durch eine extreme Ablehnung und Angst vor Männern äußerte.

Aber bitte: Ich will die Angst vor diesem Thema nicht unnötig groß machen. Diese Ahnenenergien sind auch nur „Energien" – wenn auch sehr, sehr starker Art. Eines muss man sich immer vor Augen halten: Es sind keine Bestien, die energetisch an einem kleben, sondern meistens die Energien verstorbener Ahnen in Gestalt von Bildern. Sie hatten sehr große Angst zu sterben und wollten in uns weiterleben.

Ungefähr zwei Drittel aller Klienten, die zu mir kommen, tragen solchen Energien in sich. Diese Energien sind unterschiedlichster Herkunft. Viele dieser Energien sind Energien unserer Großeltern, die noch die Kriege miterlebt haben. Das bedeutet Kriege und Zeiten in höchster Angst. Angst ums Überleben, Angst zu sterben, den festen Willen, irgendwie durchzukommen, koste es, was es wolle, Überlebenskampf im Schützengraben. 60 Prozent aller Ahnenenergien, die ich zu Gesicht bekomme, sind Kriegsenergien, also Energien von Menschen, die im Krieg verstorben sind.

70 Prozent meiner Klienten mit beruflichen Problemen kommen wegen Mobbing. Der Beruf wird wie ein Leben auf einem Schlachtfeld erlebt. Mobbing bedeutet Verrat, Intrige, Erniedrigung, Ausgrenzung, Austricksung. Ich hier, da die anderen. Sobald du eine Schwäche hast oder zeigst, bist du dran. Das kennen wir doch irgendwoher: Die meisten dieser Klienten „tragen" Ahnenenergien aus den Kriegen in sich. Der Krieg ist also faktisch seit Jahrzehnten beendet, energetisch aber noch lange nicht vorbei – er wird nur auf anderen Ebenen in Form von Diskussionen und Kämpfen untereinander weitergeführt.

Ich erkenne Ahnenenergien im Energiefeld eines Klienten an den Kleidern und Uniformen, die sie „energetisch" tragen: Soldatenuniformen, Ledermäntel. Und dort leben sie energetisch weiter und beeinflussen extrem das Leben des Menschen in allen Bereichen: Partnerwahl, Beruf, Hobby, Vorlieben, Kleidung, Wohnungseinrichtung, Lebenseinstellung, Mut, Ängste, Albträume und das Verhalten in allen Situationen. Ein Klient mit einer Ahnenenergie verhält sich immer wie eine Mischung aus sich selbst und jemand anderem.

Friede, wirklicher Friede im Menschen entsteht erst, wenn diese Ahnenenergien durch einen Energieseher mithilfe der Naturkräfte verändert werden.

Dann dürfte es auch in unserer Welt kein Mobbing mehr geben.

El mundo energético diez

Es war fünf Monate später und 20 Uhr abends peruanische Zeit, als mich der Bus draußen vor dem Hotel erwartete. Ich hatte Angst. Der junge Indio Schamane bat mich am Morgen, alleine mit den Ältesten und weiteren sechs Indios in die Berge zu fahren. Sie wollten mit mir eine spezielle Sitzung machen, eine Mischung aus Initiation, Heilung und „Altarbau" – was auch immer das heißen sollte.

„Warum gerade ich?", fragte ich ihn mehrmals sehr unsicher.

„No me preguntes tanto", antwortete er immer wieder: „Frag' nicht so viel".

Ich stieg also um 20 Uhr in den Bus voller Indios. Nur einer von ihnen sprach Spanisch.

„Quando llagamos?", frage ich mit zittriger Stimme. „Wann kommen wir an?"

„No sé ... en una horita o ago asi!". „In einer Stunde", sagte er. Am liebsten hätte ich gefragt, was sie dort oben mit mir machen wollen. Mir kamen Bilder von Voodoofilmen und Mickey Rourke in den Kopf, in denen sie Hühnern den Kopf abschlugen und das Blut tranken. Mit diesem Bild schoss mir ein Angstschauer über den Rücken, und meine Fantasie lief auf Hochtouren: Ich hoffe, ich bin nicht Teil der Prophezeiung, in der es heißt, dass irgendwann ein weißer Europäer – vor allen Dingen ein Deutscher – geopfert werden muss, um das Heil in die Welt zu bringen. Plötzlich macht sich mein Handy bemerkbar: keine Verbindung mehr. Abgeschottet. In einem Bus mit sechs Indios. Verloren. Nur das Bild meiner Familie auf dem Display erinnerte mich noch an zu Hause, und meine Angst stellte die Frage: „Werde ich je wieder zurückkommen?"

„Jetzt hör aber mal auf!", sagte ich zu mir selbst. „Du hast ja Schiss für Sieben!" Aber die Angst verschwand nicht.

Es war dunkel oben auf 4.000 Meter Höhe. Sehr dunkel. Wir stiegen aus dem Bus aus und gingen in eine Holzhütte, wo eine Frau etwas zu essen machte. Und da saßen nun alle erst einmal für zwei Stunden und aßen gemütlich. Und ich mittendrin, die Hosen voll. Alle sprachen eine indianische Sprache und der junge Schamane war müde, mir alles zu übersetzen. Ich war zu müde, immer zu fragen. Hilfe!

Wann ging das los, was sie machen wollten? Es war schon elf Uhr abends.

Nach einer halben Stunde verschwand einer der Ältesten, kam dann wieder und sagte „listo" – wir können starten.

Energie-Resonanz

Zu Beginn haben wir schon festgestellt, was Energie-Resonanz bedeutet: Die Art, wie wir die äußere Welt erleben, ist ein Spiegel unserer inneren Welt. Niemals umgekehrt.

Energiestörungen manifestieren sich nicht nur im Inneren, sondern auch im Außen: als miserable Lebensumstände, falsche Freunde und Partner, mieser Job und vieles mehr.

Denn eine Störung der inneren Energie hat immer eine hundertprozentige Manifestation im Außen. Wer etwa mit dem Thema „schlechtes Selbstbewusstsein, Mangeldenken" zu mir kommt, dem dürfte es schwerfallen, mit diesem Muster reich zu werden.

Stellen Sie sich einmal einen Klienten vor, der zwei schwere Energien, die kämpferisch gelebt haben und weitere „dunkle Flecken" hat. Diesem Klienten dürfte es extrem schwerfallen, an eine Welt zu glauben, die sicher und ohne Gefahren ist. Dieser Mensch wird wahrscheinlich versuchen sehr sicher zu leben, die Tür nachts drei Mal abschließen, viel Geld für schwere Zeiten auf die Seite legen und nur schwer Vertrauen zu anderen finden.

Die meisten Klienten fragen nach den Sitzungen, was sie denn jetzt tun sollen. Den Job kündigen? Den Chef nach mehr Gehalt fragen? Die Beziehung beenden? Umziehen? Auswandern?

„Nichts", sage ich immer. Es ist ganz wichtig, dass einfach nichts getan wird. Denn wenn wir nach Behandlungen innerlich gesäubert sind, ziehen wir „Sauberes" an. Wenn wir „sauber" sind, breitet sich Energie aus. Wenn wir voller Energie sind, verändert sich unser Umfeld und das Glück findet uns. Die Dinge ergeben sich dann von selbst, ohne unser Zutun. Die Lebensumstände verändern sich zum Guten, Ihre positive Ausstrahlung wirkt ansteckend auf andere, Ihre Begeisterung und neue Neugier auf das Leben bleibt nicht ohne Wirkung: Plötzlich findet man einen Partner (er kommt zu Ihnen – „Zufall" werden Sie sagen), in der Beziehung klappt alles, was vorher nie geklappt hat, Sie ziehen die Leute an, die Sie schon immer kennenlernen wollten, der Weg zur Karriere wird frei, und oft folgt das eine auf das andere. Denn so, wie Sie hineinrufen, schallt es wieder aus Ihnen zurück. Das Lächeln, das Sie aussenden, kommt zu Ihnen zurück. Man liebt Sie. Liebe ist die höchste humane Energieform. Das ist Resonanz, energetisch betrachtet.

Selbst mich, der schon Tausende von Behandlungen durchgeführt hat, verblüffen immer noch die Berichte von positiven Änderungen der Lebensumstände der Klienten. Schwierig zu verkaufende Wohnungen verkaufen sich wie von selbst, neue Wohnungen kamen einfach auf sie zu, ein neuer Partner/-in klingelte quasi an der Haustür, die Beziehung zu den Kindern verbessert sich schlagartig, auf einmal gehen Aufträge ein, das richtige Jobangebot ...

Glauben Sie mir: Solange Sie sich nur bemühen, darum kämpfen, sich überarbeiten, um Ihr Ziel zu erreichen, folgen Sie nicht dem Energiefluss des Universums. Dieser Energiefluss entsteht erst, wenn wir energetisch „rein" werden, das heißt, auf den richtigen Weg kommen. Dann findet sich alles. Es kommt einfach auf uns zu.

Der Weg des „In-die-Kraft-Kommens" ist ein Weg, auf dem die Wunden in Quellen der Kraft verwandelt werden. Die Ergebnisse zeigen sich nicht nur durch die Veränderung einer Problematik, des Symptoms, sondern oft mit unglaublicher Geschwindigkeit in den äußeren Dingen des Lebens.

Und das ist im Grunde genommen die große, große Chance. Durch die energetische Besserung erhöht sich unsere Lebensqualität. Durch die energetische Besserung entstehen neue Möglichkeiten im Leben. Wahre Alternativen, Perspektiven, vielleicht eine neue Zukunft.

Es gibt keine Zufälle im Leben. Im Visionskurs lernen die Teilnehmer die Zeichen (Zufälle) der Zukunft zu lesen. Das Wort Zufall kommt von zufallen: es „fällt mir zu". In dieser Schreibweise bekommt das Wort eine ganz andere Bedeutung. Es wird deutlich, dass wir nicht Opfer irgendwelcher Zufälle sind, sondern dass uns Dinge oder Gegebenheiten zufallen, also Produkte unserer Bewegung durch das Leben sind. Es fällt uns also nur das zu, mit dem wir in Resonanz stehen.

Ein einfaches Beispiel für Resonanz ist, dass wir über kurz oder lang immer auf die zu uns passenden Menschen treffen. Wenn ich Seminare gebe, formen sich sofort aus den Teilnehmern einzelne, kleine Grüppchen. Da ist eine Gruppe, die aus derselben „Ecke" kommt, eine andere Gruppe hat vielleicht schon Erfahrungen mit energetischem Heilen, und wieder ein anderes Grüppchen hat vielleicht mehrere Kurse dieser Art schon gemacht. Da ist eine Gruppe von Unternehmern, von Ärzten, Krankenschwestern, Yogalehrern; aus allen möglichen Lebensbereichen kommen die Teilnehmer, meistens ohne Vorkenntnisse, die einen aus Österreich, die anderen aus der Schweiz, und alle interessiert das Thema „energetisches Arbeiten". In diesen Gruppen hat man ein gemeinsames Thema, man fühlt sich wohl, und es ist einfach, sich kennenzulernen.

Später lernt man sich näher kennen und dann formen sich wieder ganz neue Gruppen. Dann sind die Lethargischen zusammen, die Lustigen, die Raucher, die Menschen mit gleichem Weltbild. Genau das ist die Ebene der Energie, die Ebene der Resonanz. Wir könnten uns verbiegen, wir ziehen trotzdem immer genau die an, die uns „energetisch" gefallen.

„Sag mir, mit wem du ausgehst, und ich sage dir, wie du bist." Jeder kennt dieses Sprichwort. Wenn wir einen hohen Grad an energetischer Verunreinigung haben, dann ziehen wir auch andere an, die in diesem Zustand leben. Das geht gar nicht anders, da wir ja nur mit jemandem Zeit verbringen wollen, der uns versteht. Ein Sonnyboy wird es nur kurz mit einem lethargischen, depressiven Menschen aushalten. Deswegen wird auch Reich immer reicher, deswegen wird Arm immer ärmer. Wenn wir uns heilen, können wir diesen Resonanzkreislauf durchbrechen.

Carmen

Ahnenenergien und deren Resonanz können uns sogar in fremde Länder schicken, wie das Beispiel von Carmen zeigt. Carmen wohnt in Barcelona, ist aber Kolumbianerin. Sie weiß nicht mehr, was sie in Europa soll. Seit zehn Jahren lebt sie mittlerweile hier, ist wieder allein, kann aber nicht nach Kolumbien zurück. Sie sitzt quasi „zwischen den Stühlen", sagt sie. In Mailand hat sie Italienisch gelernt, jetzt ist sie wieder in Barcelona, aber so richtig bleiben kann sie nirgendwo. All das macht sie sehr traurig, vor allen Dingen, wenn sie in die Zukunft blickt und sich die Frage stellt, wie das alles nur weitergehen soll ... dabei fängt sie zu weinen an.

„Ich weiß aber nicht, warum ich jetzt weine", sagt sie. „Ich wollte nie große Sprünge machen, jetzt läuft mein Geschäft nicht, ich fühle mich alleine, ich weiß einfach nicht, wohin mit mir."

Ich fange die Behandlung schnell an, denn ich will nicht, dass sie das Drama komplett durchlebt. In ihrem 3. Energiebereich sehe ich sie in einem vorherigen Leben als Magd. Sie steht in einem Schlafzimmer und macht gerade die Betten, als ein Mann in den Raum hereinkommt und anfängt, auf sie einzuschlagen. Er spricht Französisch und sagt so etwas wie „Du bist nur eine Magd, du sollst dich nicht in unsere Angelegenheiten einmischen."

„Hab' ich doch nicht!", sagt sie.

„Woher weiß meine Gattin dann von uns?! Du musst mit den anderen darüber gesprochen haben, du geschwätziges Weib." Der Mann fängt an, sie aus Wut zu würgen, bis sie erstickt.

Die Nachbesprechung mit Carmen bringt einiges zutage: „Ja", sagt sie, „das Bild ist interessant. Ich habe immer Jobs gemacht, die schlecht bezahlt waren. Ich hatte immer Angst, Verantwortung zu übernehmen, weil ich dachte, ich würde dann für das, was ich tue, bestraft werden. Auch mit dem Französisch kann ich etwas anfangen. Ich hatte immer das Gefühl, schon als Kind, nach Frankreich gehen zu müssen. Ich habe dort auch drei Jahre lang gelebt. Hatte ich das nicht erzählt? Ich hatte immer das Gefühl, dass hier noch etwas zu erledigen ist."

Ich konnte sie beruhigen: Nicht nur die aggressive männliche Energie wurde während der Sitzung ans Licht geführt, sondern das gesamte Trauma energetisch verändert.

Vier Monate später erhielten wir eine Mail von Carmen aus Kolumbien. Sie ist endlich wieder zu Hause angekommen und glücklich, eine Reise beendet zu haben, die fast zehn Jahre gedauert hatte.

El mundo energético once

„Listo" – „wir können starten", sagte einer der Ältesten.

„Womit können wir starten?", fragte ich mich, als ich die letzte Kartoffel herunterwürgte. Die gab es hier also auch. Fleisch dazu, Hühnerfleisch, glaube ich. Ziemlich verkocht. Alles schmeckte nach Holzkohle.

Alle standen auf, gingen hinaus in eine andere Holzhütte und setzten sich auf den Boden. Es war kalt, die Sterne waren zu sehen und die Berge ringsherum sahen aus wie die Zähne eines Ungeheuers. In der Hütte waren kleine Kruzifixe zu sehen, zeremonielle Gegenstände, Kerzen. Es roch nach Salbei. Es war stockdunkel. Die Kerzen spendeten ein wenig Licht und das Flimmern formte komische Kreaturen und Schatten in den Gesichtern der Indios. Ich hatte Angst, große Angst, und war allein.

Sie fingen damit an, mit Kokablättern einen kleinen Altar, eine Art Opfergabe für die Geistführer zu bauen. Der wird dann während einer Feuerzeremonie ans Licht gegeben, erinnerte ich mich einmal gelesen zu haben. Sie reichten jedem die Kokablätter. Jeder blies eine Intention, einen Wunsch in die Blätter und gab sie dem Ältesten zurück. Der wiederum fügte sie dann dem Altar wieder hinzu.

Welchen Wunsch soll ich nur da reinpusten, dachte ich. „Ich will hier wieder gesund herauskommen", pustete ich als ersten Wunsch und gab das Kokablatt weiter. Man bedankte sich, pustete auch etwas hinein und legte es zurück in den Altar.

„Wenn ich hier rauskomme, dann möchte ich glücklich mit dem werden, was ich mache", war meine nächste Bitte. Die anderen Indios taten dasselbe. Gerne hätte ich gewusst, welche Wünsche sie in die Kokablätter hineingepustet hatten.

Was soll das alles?, dachte ich. Warum hatten sie mich ausgewählt?

Die Zeremonie dauerte bestimmt zwei Stunden, und ich wurde immer unruhiger. Unruhe, dachte ich, ist immer eine Vorankündigung für das, was noch kommt. Wenn ich doch hinter die Kulissen gucken könnte – ich wäre wahrscheinlich erstaunt gewesen, in welchem Maße da schon die Möbel gerückt wurden.

„Listo", sagte einer der Ältesten und pustete das schummrige Kerzenlicht aus. Ich hatte noch nie in meinem Leben solch eine Dunkelheit gesehen. Auf einmal spürte ich eine Hand am Rücken, die nächste am Bauch. Ich solle mich hinlegen – was ich nun tat. Mein Herz schlug die dreifache

Frequenz und ich schwitzte. Andere Hände zogen meine Schuhe aus und hielten meine Füße fest. Hoffentlich habe ich keine Schweißfüße, dachte ich. Dennoch war meine Angst auf dem absoluten Höhepunkt. Ich zitterte, als jemand seine warmen Hände um meine Schläfen legte.

Ich hörte die anderen Indianer tuscheln und flüstern. Ging es dabei um mich? Um Himmels Willen – ich hatte keine Kontrolle mehr. Wenn jetzt einer ein Messer ziehen würde, dann könnte der mich lautlos umbringen. Ich bin ausgeliefert, dachte ich. Ist das vielleicht mein Thema, das jetzt geheilt werden soll? Vertrauen? Werde ich überhaupt geheilt? Ich hörte Pfeifen, roch den Geruch von Gewürzen. Und immer dieses Tuscheln und Flüstern. Dann hörte ich ein Pfeifen … so wie mein Vater immer an den Wochenenden pfiff, wenn er nicht arbeiten musste. Jemand pustete über meinen Körper, dann noch einmal. Das war, als ob mir jemand ein Kettenhemd abpusten würde. Dann sah ich das Gesicht eines Indianers.

„Wie heißt du?", frage ich.

„Don Mariano."

„Don Mariano?" Ich kenne keinen Don Mariano. Don Mariano verschwand aus meiner Vorstellung, und ich sah auf einmal eine grüne Wiese mit Blumen … im Sommer.

Mit einem Schlag war es hell, sehr hell. So, als ob jemand eine Taschenlampe in mein Gesicht halten würde. Die Hände deuteten mir an, die Augen zu öffnen. Die Kerzen schienen plötzlich angegangen zu sein. Wie war das möglich?

„Listo", sagte ein anderer Indio. „Fertig."

Ja, aber …, dachte ich und fragte: „Me siento mejor, más libre, pero... qué ha pasado? Ich fühle mich leichter und freier, aber was ist genau passiert? Was sollte das mit dem Altar?"

„Vas a ver", sagte er. „Du wirst schon sehen."

Allesamt gingen sie nun nach draußen und, ich weiß nicht wie, aber 50 Meter weiter brannte schon ein Feuer, ein großes Feuer. Die Indianer gingen dort mit dem Altar hin. Sie würden nun alle die Wünsche, meine Heilung „ans Licht" bringen – ins Feuer geben. Ich dürfe nicht dabei sein, sagte er. Wenn ich dabei zusehen würde, dann würde alles zurückkommen, also nicht ans Licht gehen. Ich solle mich ausruhen drüben in der Hütte – vielleicht ein bisschen schlafen.

Ich konnte aber nicht schlafen. Ich saß in der Hütte mit gespitzten Ohren, hörte, wie sie ein zeremonielles Lied sangen und war unsicher, was da mit mir passierte – beziehungsweise mit dem, was ich ins Feuer gegeben hatte. Nach etwa einer Stunde verstummte der Gesang – sie schienen fertig zu sein.

„Ich muss unbedingt wissen, was da mit mir passiert ist und warum sie das alles für mich tun", beschließe ich herauszufinden und passe den Jüngsten der Indios kurz vorm Schlafengehen ab.

„Hola!", rufe ich.

„Martin", antwortet er.

„Díme... para qué todo eso?" "Wofür das alles?", frage ich.

"Acuestate", „Leg dich hin", wehrt er ab.

„..Quiero saber porque!" Ich will wissen, warum! Sag es mir doch!

Er schaut mich an, er ist müde und von meiner Fragerei genervt. Er zögert, dreht sich um, schaut, ob sein ältester Meister ihn sieht und sagt knapp: „Martin: vas a ser curandero con mucho éxito". „Martin – du wirst ein sehr erfolgreicher Heiler werden." Mit diesen Worten ließ er mich allein.

Vesseling Sitzung , Bestimmung und Glück

Die Vesseling Sitzung

„Martin, du musst ein wenig genauer schreiben, was du da siehst. Vor allen Dingen muss klarer werden, was an dieser ‚spirituellen Medizin', wie du sie nennst, so außergewöhnlich ist", sagt mein Co-Autor.

Es ist wieder Donnerstag – wieder Schreibtag.

„Es ist nicht einfach das aufzuschreiben, ich meine, das Fantastische an Vesseling ist das Einfache."

„Dann beschreibe das Einfache."

„Du hast gut reden. Kompliziertes lässt sich seitenlang beschreiben."

„Martin, dann schreib halt, wie einfach eine Sitzung ist. Wie läuft denn sowas ab? Beschreibe doch mal eine energetische Behandlung – dann dürfte doch einiges klarer werden!", sagt er.

„Die Vesseling Sitzung ist ganz einfach. Der Klient kommt mit einem Thema, psychisch, physisch oder eine Mischung aus beidem. Wir reden zwei, drei Minuten darüber, dann kann ich schon die Energiestörung dazu sehen. Der Klient wählt einen Stein aus einer Menge an Steinen, die ich ihm zeige. Dieser Stein muss vom Gefühl her am ehesten seinem Problem entsprechen. Dann pustet der Klient sein Problem in den Stein, legt sich auf die Liege und ich fange an, mit ihm zu arbeiten. So wie ich die Energiestörung sehen kann, zum gleichen Zeitpunkt verändert sie sich auch. Und dann kann es sein, dass durch die Veränderung der Energie, sich auch das Problem verändert."

„Wie nimmst du denn die Energiestörung heraus? Mit einem Stein?"

„Nein, der Stein ist eine Art Energiespeicher, der das Thema des Klienten speichert und mich informiert. Steine sind sehr weise, Millionen Jahre alt und unterstützen den Vesseling Practitioner in seiner Arbeit. Der Stein wird dann auf den betroffenen Energiebereich des Klienten gelegt. Zusätzlich sehe ich die Energiestörung und kann sie mit dem Atem und per Intention rauspusten. Ich fasse den Klienten nie an."

„Wie, keine Diagnose, kein langes Vorgespräch über die Probleme, keine Mittel, einfach rauspusten?", wundert er sich.

„Diagnose? Mittel? Ich bin doch kein Arzt! Nein, ich fasse den Klienten noch nicht einmal an! Ich arbeite rein energetisch. Sehr kranke Menschen brauchen ärztliche Hilfe! Wenn man aber Energien sehen kann und lernt, Energiestörungen mit der eigenen Intention aus dem leuchtenden Energiefeld des Klienten zu löschen, dann können sich große Veränderungen in allen Bereichen ergeben."

„Das heißt also, die Leute kommen zu dir, erzählen dir ihr Problem (natürlich nur ein, zwei Minuten), dann pustest du das energetisch hinaus, und es ist verschwunden?"

Das, was verschwunden ist, ist auf jeden Fall die Energiestörung, die durch die Formulierung des Problems sichtbar geworden ist.

Der Weg der Naturkräfte ist ein Weg der Kraft. Es ist ein Weg der Natur. Es ist ja nicht der Energieseher, der den Klienten in den Kontakt zu seinen Naturkräften bringt, sondern es ist letztendlich der Klient selbst, der das tut. Der Energieseher „stößt" letztendlich nur diese Naturkräfte (Selbstheilungskräfte) an.

El mundo energético doce

„Martin, du wirst ein großer Heiler werden ...", dieser Satz ging mir nicht mehr aus den Ohren. Ich war wieder in Deutschland, hier in Köln Neu-Ehrenfeld in meiner Praxis. Wie wird man ein großer Heiler?, fragte ich mich. Überhaupt, was heißt das: „Du wirst ein großer Heiler werden"?

„Groß", flüsterte ich vor mich hin. Es kamen mir Bilder von großen Heilern wie Joau de Deus in den Sinn. Dabei sah ich mich auf einer großen Bühne vor Tausenden von Menschen, die allesamt von mir geheilt wurden. Bei diesem Bild fing ich an zu lachen. Das sind Popstar-Visionen, dachte ich.

Die Wünsche eines Teenagers, der endlich mal ganz groß sein will. Meinte der junge Indio das? In mir spürte ich bei dieser Frage einen Druck. Natürlich empfand ich tiefste Sympathie zu den Indios, aber irgendein Gefühl in mir sagte: „Die wollen, dass ich nochmal wiederkomme, mein Geld da lasse und an Seminaren teilnehme. Ich hatte latent das Gefühl, dass sie eigentlich etwas anderes vorhatten, mir es nur nicht sagten.

El mundo energético - Fragen der TeilnehmerInnen

Wie ist Dein Kontakt nach Peru heute, fährst Du heute noch immer dorthin?

Nein. Die Erfahrung mit Peru erzeugt im Leser eine viel größere Phantasie, als es wirklich wahr war.

Was war denn wahr?

So wie ich die Erlebnisse in diesem Buch beschrieben habe, so war es mein Erleben damals. Ich war euphorisch, in einer extremen Schieflage meines Lebens und klammerte Erlebnisse in Peru aus, die mir erst viel später, als die erste Auflage von „Zum Glück ins Jetzt!" geschrieben war, bewusst wurden.

Welche Erlebnisse hast Du ausgeklammert?

Mir wurde in Peru eigentlich bewusst, dass ich nicht nach Peru reisen muss oder sonst wohin, um zu mir selbst zu finden. Da ich fließend Spanisch spreche, konnte ich mich mit vielen Menschen dort gut unterhalten. Jeder erzählte etwas anderes über Energiemedizin der südamerikanischen Völker. Das war verwirrend, da ich in den Seminaren etwas ganz anderes gelernt hatte. Auch gab es dort unglaublich viel Konkurrenz unter den spirituellen Schulen, große Aggressivität. Das erfuhr ich in Peru, in Amerika, aber auch in Deutschland während spirituellen Kongressen. Unter den Heilern waren teilweise des Krieges ähnliche Zustände. Das störte mich, weil ich naiver Weise dachte, diese spirituelle Welt sei von Liebe und Frieden geprägt, aber hinter den Kulissen war das eher ernüchternd. Meine Begeisterung schmilzte also extremst nach dieser Zeit, nur war es mir noch nicht bewusst.

Das war das Ende Deiner Suche im Außen?

Ja, so kann man das sagen. Ich war so richtig froh wieder in Deutschland zu sein. Meine Praxis platzte aus allen Nähten, und ich gab die ersten Kurzseminare zu denen Interessierte kamen. Ich verdiente ein wenig Geld, konnte meine Miete zahlen, es ging irgendwie bergauf.

Hast Du dann noch weitere Seminare besucht?

Nein!

Wie ging es dann weiter?

Ich entwickelte, wie gesagt, mein eigenes Kurssystem, eine eigene Energieschule, die heute Vesseling Energieschule heißt. Jeder muss das eigene finden, von daher will ich auch nicht über „andere" Schulen reden. Ich habe etwas entwickelt, welches aus dem dicksten Sud, dem Bratfett des Lebens kommt: Ich war ganz Unten und bin durch das, was ich nun lehre und lebe, da raus, wieder Hoch gekommen. Damals fand ich keine authentischen Lehrer, nur die, die Heilskonzepte verkörperten. Das mag sich heute geändert haben.

Vesseling wurde sehr bekannt und erfolgreich, weil es Menschen, die Mut haben und auch Entscheidungen treffen wollen und können, geholfen hat. „Dass es wirkt", das ist das Marketingkonzept, wobei ich in diesem Bereich ungern diese Wörter nutze.

Mir wurde durch meine Forschungen immer mehr klar, dass es das „Jetzt" war, der „Raum" der mich immer glücklicher werden ließ, nicht ein Heilsystem.

Das Lehren von der „Entwicklung der seherischen Fähigkeiten eines Menschen", die unglaubliche Entdeckung der 2. Dimension des Jetzt (Erklärung folgt später), die klärende Kommunikation, die wir seit geraumer Zeit während der Seminare leben und lehren, sind vollständige Eigenentwicklungen von mir und Ergebnisse meiner Arbeit.

Die Entdeckung des „energetischen Fahrzeugs" (Erklärung folgt auch später!), womit ein Energieseher am dunklen Fleckenkörper vorbei, direkt in die Seelenkarte (Bestimmungslinie - „Was steht an?" - „Warum sind wir hier?") eines Menschen schauen kann, hilft Klienten die richtigen (nicht-egomanen) Entscheidungen in ihrem Leben zu treffen - ob geschäftlich oder privat, und das mit einer 100% Trefferquote.

Eine Fernsitzung

Lars

Lars wird von seiner Frau vorgeworfen, dass er immer „zumacht" und dann unnahbar wird, wenn sie mit ihm spricht. Er selbst hat immer Angst, nicht zu genügen – nicht das zu bringen, was man von ihm erwartet. Das quält ihn, sagt er.

Wir legen auf. Fernbehandlungen funktionieren im Grunde genommen genauso wie Behandlungen vor Ort. Zuerst sprechen wir kurz über das Thema – der Klient pustet das Problem in den Telefonhörer, ich halte einen der Heilsteine an den Telefonhörer, damit er die Energie des Klienten aufnimmt. Dann legen wir auf und beginnen mit der Arbeit.

Dabei nehme ich den Stein in die Hand und spüre Lars' Energie, die wie eine Kopie nun als Information dort vorhanden ist. Ich schließe die Augen und per Intention befördere ich mich und Lars' Energiefeld in den „Behandlungsraum", wo wir dann die Arbeit beginnen. Jegliche Änderung an Lars' Energiefeld im Behandlungsraum überträgt sich dann auch auf ihn. Lars wird mir danach davon berichten.

Ich schaue mir das Energiefeld von Lars an – es sieht aus, als ob es in der Mitte total schwarz wäre, wie ein Vulkan. In der Nähe des dritten Energiebereichs, da, wo der Solarplexus ist, sehe ich zwei Rohre, zwei Verbindungen nach draußen. Sie sehen aus wie Nabelschnüre. Sie führen zu zwei femininen Energien, zu zwei lebenden Frauen. Ein Energieseher spürt irgendwann, ob eine Energie weiblich oder männlich ist. Ich gehe entlang einer Schnur zu dieser Energie, und ich sehe das Bild einer sehr dominanten, aber liebevollen Frau, den alle umsorgenden Muttertyp. Die andere Verbindung geht zu einer etwas jüngeren Frau, auch dominant, streng. Ich trenne die Verbindung und beobachte, wie der neue Energiebreich in neuem Licht dreht. Es sieht schon viel heller aus.

Danach warte ich zwei bis drei Minuten, da sich das Energiefeld wieder ausbalanciert, und gehe erneut in den 3. Energiebereich – dieses Mal aber ein wenig tiefer. Es ist dunkel dort, sehr dunkel. Ich säubere es und kann im Nebel ein Podest sehen. Es ist gewaltig. Vielleicht 30 Meter hoch. Darauf steht Lars. Ich sehe Hände. Hände, die das Podest umschließen. Ich gehe von den Händen über die Arme weiter, löse dunkle Energien und sehe das Gesicht einer alten Frau. Sie ist verzweifelt, will sterben, ist verbittert, vielleicht sogar böse. Sie hat riesige Angst zu sterben.

Ich entferne das Podest, lösche die dunkle Energie und sehe, wie eine der getrennten Verbindungen „wiederkommen" will. Ich entferne nun alle dunklen, nebligen Restenergien in diesem Energiebereich. Die Verbindung verschwindet wieder.

Ich spreche mit der alten Frau, ob sie nicht endlich ans „Licht" will nach all den Jahren. Sie hat Angst. Sie beschimpft mich, schreit, ich solle mich davonschleichen. Ich biete ihr eine Zukunft in Licht und Liebe, eine bessere Zukunft, als in Lars' Körper zu verweilen. Sie überlegt, zögert und willigt schließlich ein. Ich führe sie nun ans Licht und sehe, wie zwei Geistführer zu Hilfe kommen, sie zärtlich nehmen und durch einen Lichtkanal nach oben ziehen. Der Energiebereich verwandelt sich nun in eine wundervolle, sich drehende Scheibe liebevollen Lichts.

Ich schaue auf die Uhr. 20 Minuten hat die Sitzung gedauert.

Lars ruft nun an und erzählt, was er erlebt hat. Da ist die Rede von tiefer Traurigkeit, die auf einmal verschwunden ist, davon, dass er Bilder von alten Menschen und Landschaften gesehen hat, die er nicht kannte. Warm fühlt sich sein Körper an, sagt er. Das könne er schon behaupten. Ruhiger ist er auch, sagt er.

„Na, dann warten wir einmal ab", sage ich oft, denn die tiefen energetischen Veränderungen werden sich ihre Manifestationen im Außen suchen. Das ist sicher. Seine dominante Frau und die dominante Mutter waren ein Ergebnis der inneren Dramen, die Lars in sich trug, nicht umgekehrt. Das Gesetz der Resonanz gilt immer.

Durch die Veränderung dieser Energie und der anderen Energien wird sich das Leben von Lars extrem verändern.

Vielleicht wird die Beziehung zu seiner Frau liebevoller, vielleicht entdecken beide ganz neue, schöne Seiten aneinander.

Fernsitzung? Das soll funktionieren? Ja, wir hatten es in einem früheren Kapitel gelernt: Wir sind alle miteinander verbunden.

El mundo energético trece

Die Fragen nach den Sitzungen waren immer die gleichen: „Martin, wie kann es sein, dass es mir besser geht? Ich meine, ich puste mein Thema in einen der Steine, du rasselst ein bisschen, dann pustest du und dann sind meine Schlafstörungen weg. Das kann doch nicht so einfach sein – wie geht das? Wie machst du das?". Das war eine Standardfrage nach jeder Sitzung.

Anfangs, als ich nur zwei bis drei Sitzungen pro Tag hatte, konnte ich danach darauf eingehen und viel über Heilmythologie, Energie, Licht und dergleichen sagen, aber nachdem die Anzahl der Behandlungen pro Tag stieg, ging gar nichts mehr. Ich musste die „Nachbearbeitung" kappen – ich konnte nicht mehr so viel über Hintergründe vermitteln. Zuerst empfahl ich Bücher, dann Filme und dann regte jemand an, doch ein Kurzseminar zu geben. Dort könnte ich doch „gesammelt" mal über die verschiedenen Energietechniken erzählen. Das war eine gute Idee.

Die Kurzseminare teilen sich immer in zwei Teile auf: Der erste Teil ist ein Infoteil, in dem ich über Energietechniken berichte, darüber, wie energetische Arbeit funktioniert, warum wir uns oft unwohl fühlen, vielleicht sogar krank sind oder werden, woher das kommt. Es geht um Energie, darum, dass wir alle miteinander verbunden sind, darum, wie einfach es ist, geheilt zu werden.

Im zweiten Teil des Kurzseminars führe ich immer eine Energiereise mit allen Teilnehmern durch. Dabei reist der Teilnehmer in der Vorstellung, in der eigenen Imagination, zu dem Zeitpunkt zurück, der den Ursprung seines Themas spiegelt, heilt selbst das Trauma in der Vergangenheit und heilt dadurch seine Probleme im Hier und Jetzt.

Diese Energiereise kündige ich immer als Energiereise „light" an, da normalerweise diese Reise während einer Einzelsitzung und nicht in einer Gruppe durchgeführt und dann als viel tiefgehender erlebt wird.

Auf zum Glück

Die so wichtige Säuberung unseres Energiekörpers ist ein tiefer energetischer Prozess.

Man kann den Energiehaushalt eines normalen Menschen mit einem dunklen See vergleichen, der voll von großen dunklen Säcken ist. Das sind unsere schwersten Themen.

Ich arbeite mit jedem Klienten zu Beginn höchstens drei Mal. Dazu muss sich der Klient auf seine drei schwierigsten Themen in seinem Leben vorbereiten. Wir beginnen mit dem schwierigsten Problem, welches die anderen Themen oft mit beeinflusst.

Um bei obigem Bild zu bleiben, räumen wir quasi die schwersten Steine aus dem Fluss, bis der Fluss vom dunklen Zustand langsam trüb und dann immer heller wird.

Je mehr wir uns dieser energetischen Themen, der dunklen Flecken in unserem leuchtenden Energiefeld entledigt haben, desto mehr gelangen wir in die Bestimmung, oder besser: in die Vision – zu unserem Lebensglück in allen Bereichen. Denn die energetische Arbeit verwandelt die eigenen Wunden in Quellen der Kraft, erlöst uns von altem Ballast, den wir nicht selbst loslassen konnten.

Naturvölker lehren uns, unsere Vergangenheit abzustreifen wir die Schlange ihre Haut. Der tiefe Sinn dieses Bildes liegt in der Geschwindigkeit. Die Schlange braucht nur einige Tage, um sich ihrer Haut zu entledigen – vielleicht sogar noch weniger, aber nicht Jahre. Es gibt nicht wenige Menschen, die unter Dingen leiden, die schon Jahrzehnte vorbei sind!

Ich erlebe den Energieprozess der Klienten genauso schnell. Menschen mit tiefen Ängsten, Albträumen, bohrenden Zweifeln, Problemen unterschiedlichster Art verlieren diese Themen in kürzester Zeit. Und das ganz entgegen unserem bisherigen westlichen Verständnis davon, wie lange wir brauchen, um von der Schwere unseres Lebens geheilt zu werden. In unserer westlichen Welt ist alles mit Leistung verbunden. Dementsprechend gewöhnen wir uns an einen langen, langen Genesungsprozess. In indigenen Kulturen sind langwierige Therapien überhaupt nicht vorgesehen. Das Problem wird gesichtet und gelöst. Fertig.

Wenn das Glück zu uns kommt: Vision

„Wir haben mehr Angst vor dem Licht, als vor unserer Dunkelheit", hat mal jemand gesagt. Wie vorher schon erwähnt, sind die meisten von uns Glücks- und Bestimmungsverweigerer.

Wenn Klienten die schwersten Wunden in ihrem Leben heilen lassen, dann verändert sich das Leben im Außen meist extrem. Freunde, die nie welche waren, verabschieden sich ganz von selbst, neue Freunde kommen hinzu, Schulden werden weniger, ein neuer Job wird angeboten, ein neuer Partner findet uns, ein neuer Wohnort ebenso. Unglaubliche Dinge können entstehen, kommen in Fluss, wenn wir unseren Ballast, unsere Ängste, unsere Sorgen, unsere schwarzen Flecken loswerden.

Und dann klopft das Glück an unsere Tür und die meisten begegnen ihrem größten Thema, ihrem größten schwarzen Fleck: der Angst, das Glück anzunehmen, „ja" zu sagen zu der Veränderung, die es bringen wird. Ja zu sagen zu der Reise, auf die wir uns begeben müssen.

In der Tat: So schlecht alles früher war, so sehr hatten wir uns auch an all das gewöhnt. An die Angstvermeidungsstrategien, an die Gespräche mit unseren Freunden, wie schlimm doch alles ist, an das „Ringen" um Aufmerksamkeit, weil wir es ja am schlimmsten von allen haben. Wir haben uns an die stinkigen Zigaretten gewöhnt, mit vollem Bewusstsein, dass Rauchen schädlich und man als Raucher irgendwie ein Idiot ist. Wir haben uns an das Wohnviertel mit den dunklen Gesichtern oder spießigen Nachbarn gewöhnt, an die täglichen Anrufe der Mutter, die nicht loslassen kann, an den dominanten Chef, an den langweiligen Partner, selbst an das schlechte Wetter. Und für manche hat energetische Arbeit auch finanzielle Konsequenzen: Es kann nämlich sein, dass man durch das Gesundwerden wieder arbeitsfähig wird – stellen Sie sich das mal vor.

Viele Klienten kommen zu uns mit diesem letzten Thema: der Angst, nun endlich in das frische reißende Wasser des Lebens zu springen. Denn auch das ist einfach nur ein Thema und kann durch eine energetische Behandlung bearbeitet werden. Und wenn diese Angst verschwunden ist, dann machen wir automatisch die Tür auf für den frischen Duft des Sommerwindes, der uns in die Arme nimmt und in eine paradiesische Zukunft voller Glück führt.

Lebensaufgabe. Bestimmung. Glück.

Wie oben schon erwähnt, werden wir alle mit einer energetischen Lebensaufgabe in diese Welt geboren, die es zu erfüllen gilt. Das ist der Grund unserer Suche im Leben und das, was uns an der „Realisierung" dieses Vertrages aufhält, sind unsere energetischen Störungen, unsere schwarzen Flecken.

Wenn diese zu einem großen Teil gelöscht sind, wird dieser Vertrag aktiver, er kann sich im Außen zeigen, realisieren, manifestieren. Dann erkennen und fühlen wir unsere Bestimmung und zwar deswegen, weil die Suche auf einmal aufhört, weil sich unser Leben „richtig" anfühlt. „Richtig" im Sinne von liebevoll, ganz, in Fülle. Was heißt das nun konkret? Wie kann sich die energetische Lebensaufgabe im wahren Leben zeigen?

Eingangs haben wir die Übung gemacht, sich vorzustellen, wie unser Leben in allen Bereichen – Beruf, Partnerschaft, psychische Gesundheit, physische Gesundheit – wäre, wenn es kein „Ja, aber" gäbe. Die

Leser, die diese kurze Vorstellungsübung gemacht haben, werden festgestellt haben, dass die Vision paradiesisch war.

Und genau das beinhaltet die Lebensaufgabe rein „energetisch" – ein Leben im Paradies, ein Leben in Fülle. Mehr geht nicht.

Welcher konkrete Job dann auf uns zukommt, wie der zukünftige Partner dann ist, wie viel Kilos wir dann auf die Waage bringen, wie psychisch fest wir dann sind – all das wird sich dann zeigen. Nur eines ist sicher und wir können dem vertrauen: Die Natur, das Universum wird uns mit all seinen Kräften unterstützen.

Manche Klienten erleben die Veränderung in ihrem Leben als sehr dramatisch und das auch noch mit hoher Geschwindigkeit. Beim Übergang von unserem bisherigen mittelmäßigen Leben in ein geheiltes Leben kann das dunkle Haus, in dem wir gelebt haben, sehr schnell zusammenbrechen. Diese Übergangsphase kann schmerzhaft sein, da viel Altes verschwinden will. Das kann sich körperlich, seelisch und auch in den äußeren Dingen zeigen. Manche, die dann in der Umbauphase ihres Leben stecken – und noch einmal: alles passiert von selbst, wir müssen nichts aktiv tun – beklagen eine erste Verschlimmerung, die aber ganz normal ist.

Wenn neue Klienten zu uns kommen, fragen wir immer, so verrückt das auch klingen mag, ob sie für das Abenteuer „neues Leben" überhaupt bereit sind.

Wer kommt nun zu uns? Es kommen die, die den Mut haben, den eigenen Themen tief ins Auge zu schauen. Entgegen der Meinung, dass der Energieseher (Vesseling Practitioner) die letzte Chance ist („Na, wenn all das schon nicht hilft, dann versuch's mal damit"), kommen die wenigsten mit schweren akuten körperlichen Krankheiten. Diesen Menschen ist ohnehin eine ärztliche Betreuung angeraten, da die energetische Behandlung keinen Ambulanzcharakter hat – sie ist etwas Langfristiges, keine „schnelle" Behandlung von körperlichen Problemen.

Dementsprechend kommen zu uns Menschen aus allen Lebensbereichen mit allen möglichen Themen: Der Abteilungsleiter, der Probleme mit seinen Mitarbeitern hat. Die Krankenschwester, die immer bei ihrer Chefin aneckt. Die Schauspielerin, die nicht weiß, warum sie immer traurig ist. Die Frau, die immer noch unter der dominanten Mutter leidet. Der Unternehmer, der sein Unternehmen nicht loslassen kann. Der Vertriebler, der kein Geschäft macht. Der Autohändler, der viele Autos verkauft, aber nicht weiß „wohin" mit sich. Die Lebensberaterin, deren Praxis leer ist. Menschen, die immer den gleichen Typ Partner kennenlernen, oder einfach Menschen, die Angst vor dem Leben haben.

Es kommen Menschen zu uns, die zwanghaft materialistisch, also besitzabhängig sind – sie sind „besessen" davon – und die damit verbundene, in unserer Konsum- und Kreditgesellschaft weit verbreitete Verlustangst haben.

Mit sich und allem in Trennung leben

Die meisten Menschen leben mit sich und allem in Trennung. Wir haben oft Anfragen von Menschen, die einfach nur ihre „Themen" loswerden wollen, da sie durch eine Empfehlung auf uns gekommen sind.

„Wir sind keine Ärzte, wir behandeln keine Krankheiten", sagen wir dann, „wir arbeiten auf der energetischen Ebene, und versprechen können und dürfen wir auch nichts. Wenn aber energetische Störungen verändert werden, dann kann sich Ihr Leben auch ändern."

Den wenigsten ist der Zusammenhang von innerer Energie, Seele, Geist, Körper und äußerem Umfeld klar. Wird an der inneren Energie gearbeitet, hat das automatisch Konsequenzen in allen Lebensbereichen. Die meisten trennen den Körper von der Seele („ist ja alles nur psychisch") und bringen ihr äußeres Leben nicht mit der inneren Veränderung in Zusammenhang.

Es gibt so viele Menschen, die zwar ihr Thema heilen wollen, aber große Angst davor haben, einfach loszulassen, Angst davor, was dann passieren wird. Und genau diese Angst, das Misstrauen in unsere innewohnende Führung ist es, die uns krank macht. Die Angst davor, dem Leben zu vertrauen und damit sich selbst. Lassen Sie die Angst heilen, dann landen Sie wieder im warmen Schoß von Mutter Erde, die Sie dann sicher führen wird.

Zufrieden unzufrieden

Die meisten Leser, auch Sie, werden wahrscheinlich bei der Lektüre dieses Buches feststellen, dass sie im Grunde genommen ja das alles hier gar nicht brauchen. Irgendwie ist doch alles in Ordnung, werden Sie sagen. Vielleicht stimmt das auch. Aber glauben Sie mir, aus meiner Erfahrung ist dieses „Irgendwie geht's mir doch gut" das tückischste Gefühl, das man haben kann. Das ist nämlich genau das Niveau an Lebensqualität, in dem wir uns irgendwie mit allem abfinden, ja akzeptieren, dass es okay ist, so wie wir leben. Aber ist es das wirklich?

Während meiner Seminare frage ich die Teilnehmer, ob sie sich selbst unter folgenden Aussagen wiedererkennen:

„Mein Job ist ganz okay, er bringt Geld, ist sicher ... klar, am liebsten würde ich Bücher schreiben oder mit meiner Kunst, mit Musik, mit Fahrradfahren, mit Fischen oder mit was weiß ich mein Geld verdienen, aber ..."

„Meine Partnerschaft ist ganz okay, klar, man kann nicht alles haben, aber ..."

„Gesund fühle ich mich eigentlich auch, abgesehen davon, dass ich ab und zu Rückenschmerzen habe, nervös bin, angespannt bin, mich gehetzt fühle, aber das ist ja heutzutage normal ..."

Bei den meisten Menschen, die so leben, „plätschert" das Leben so vor sich hin, mal gibt es „Hochs", vielleicht durch eine neue Liebe, vielleicht einen Motivationsschub durch einen neuen Job, aber wenn „das Neue" vorbei ist, dann plätschert es erneut vor sich hin. Keine Entwicklung, aber dennoch permanent Unzufriedenheit und das lästige Thema der Suche – endlich das zu finden, womit man glücklich wird.

Wenn Sie sich in diesen Beispielen nur ein wenig wiedererkennen, dann haben Sie schon einen Fundus an Themen gefunden, die energetisch bearbeitet werden können.

Was kommt dann?

Dann kommt die Schöpfung. In diesem Status haben wir eine hohe innere Reinheit erreicht. Der Kampf und die Suche sind fast beendet und wir entdecken zwei unglaubliche Dinge: Wir sind Schöpfer unseres Lebens und wir werden durch ungeheure Kräfte unterstützt.

Auch darüber gibt es unglaublich viele Bücher: Darüber, dass wir entscheiden können, glücklich zu sein, Wunschbücher wie „Die Kraft ist in uns" usw.. Alles richtig.

Ich weiß nicht, wie es Ihnen nach der Lektüre dieser Bücher gegangen ist, aber ich war beim Lesen immer sehr begeistert, weil alles so klar und logisch war. Meistens habe ich vor dem Schlafengehen gelesen und bin dann zufrieden und den Kopf voller toller neuer Inspirationen eingeschlafen. Aber beim Aufwachen war all das verschwunden, all die weisen Sätze und Worte.

Der Alltag, das wahre Leben ist anders. Ich fühlte mich mit steigender Anzahl der Lektüre dieser „Lebensberater-Bücher" immer ohnmächtiger und hilfloser. Sagen Sie mal einem depressiven Menschen mit schweren Energien in sich, dass er Schöpfer seines Lebens ist. Damit erzeugt man höchstens Schuldgefühle, mehr nicht.

Denn die „innere" Säuberung, das energetische Befreien von Ballast kam nirgendwo vor, geschweige denn als Tool oder Methode, sich der eigenen Probleme wirklich und nachhaltig zu entledigen.

Ich hatte das große, große Glück, altes energetisches Wissen wiederzufinden, oder besser: Es ist zu mir zurückgekommen.

Dieses Wissen schlummert in jedem von uns. So wie das Lebensglück auf uns wartet.

Meine Bestimmung ist es, dieses Wissen zu verbreiten und damit Menschen in ihre Glückslinie zu bringen. Woher weiß ich das? Weil ich es mit äußerster Freude und Hingabe tue.

Lassen Sie Ihr Glück, Ihre Bestimmung auf sich zukommen. Die, die Ihr ganzes Herz in das geben, was sie tun, werden durch unglaubliche Kräfte in der Realisierung unterstützt. Dann haben Visionen, wenn sie von Herzen kommen, wirklich Kraft.

Sie können jetzt schon dieses kleine Buch zur Seite legen, morgen werden Sie mit Ihrem Alltag konfrontiert. Es gibt aber einen Unterschied: Sie wissen, dass es eine Chance, dass es nun eine Möglichkeit gibt, Ihre Wunden in Quellen der Kraft zu verwandeln. Das Glück kommt dann automatisch auf Sie zu. Trauen Sie sich einfach.

El mundo energético quince

Es verging mittlerweile kein Abend, an dem ich nicht Kontakt mit den Naturkräften aufnahm. Ich reiste den Lichtstrahl entlang, an den

Sternen vorbei, am Mond vorbei. Der Geistführer öffnete mir die Tür und dann sah ich den wunderschönen, mit Edelsteinen geschmückten Raum.

Auf jeden Fall erklärten sie mir, dass ich dazu befähigt sei, anderen das „Sehen" von Energien zu zeigen und beizubringen.

Im Laufe der nächsten Wochen entwickelte ich meine Vesseling Energieschule. Mir wurde klar, dass das, was ich „sah", der Lichtstrahl, die Geistführer, alles Dinge waren, die sich in meiner Vorstellungswelt abspielten. Es gab „real" für mich keinen Geistführer, sondern für mich waren das eher geistige Konstrukte, Bilder, um den denkenden Teil meines Selbst ein wenig zu überlisten. Denn der denkende, nicht GedankenLos!e Teil in uns, will sich immer einmischen.

„Nicht GedankenLos!igkeit, also Denken, beschwert den Weg des Herzens mit dickem Ballast."

Der, der den Weg des Herzens geht, der sein Herz in das einbringt, was er tut, wird vom ganzen Universum unterstützt. Denn die Hilfe der Naturkräfte ist unendlich. Du rufst die Naturkräfte und die Naturkräfte antworten – immer.

Ich war von meinen Fähigkeiten derart begeistert, dass ich in Höhenflüge ausbrach. Ich hatte ein einzigartiges Geschenk in mir. Und ich erreichte von Mal zu Mal immer neue energetische Stufen. Waren es am Anfang die Erfolge in den Sitzungen, dann die Arbeit mit den Naturkräften während der Sitzungen, dann die Großsitzungen ... ich war einfach begeistert, und ich beschloss, eines Tages, zum Dank eine Zeremonie zu machen.

Von den Naturkräften kam nur zurück: „Danke, aber nimm dich nicht immer so wichtig und mache darüber mal eine Sitzung mit einem deiner Teilnehmer."

Das wird ja immer schöner hier ... Ich war geschockt. Die Naturkräfte forderten mich ständig heraus. Ich soll mich selbst von meinen Teilnehmern behandeln lassen? Darüber, dass ich mich selbst zu wichtig nehme?

Okay. Keine Gegenfrage. Ich tat es einfach. Während eines Kurses fragte ich eine Teilnehmerin, ob sie Lust hätte, mit mir zu arbeiten. Die Teilnehmerin war sehr verwundert und willigte ein. „Das geht doch nicht", kam von meinem Ego. „Du kannst dich doch nicht auf die

Ebene des Teilnehmers herunterlassen", sprach es weiter.

Die Naturkräfte mischten sich ein: „Dafür gibt es drei Gründe. Der erste ist: Es ist nun an der Zeit, dein Ego zu verlieren. Der zweite ist: Es ist an der Zeit, alle Trennung in deinem Leben aufzugeben. Es gibt keinen Lehrer. Es gibt keinen Teilnehmer. Wir lernen alle voneinander. Der dritte ist: Wenn die Schule wirklich groß werden soll, dann geht das nur, wenn du auch die besten Heiler ausbildest. Beweise es, indem du dich selbst von ihnen behandeln lässt."

Ich hatte lange gezögert, es zu tun. Danach aber war ich frei. Ich hatte kein Ego mehr. Ich hatte den Ego-Trip verlassen. Jeder Absolvent der Energieschule ist ein sehr guter Energieseher.

Zum Glück ins Jetzt!

Dunkler Druck

Seit Monaten kocht da was in mir. Und heute, Sonntag, der 30. September, scheint der Tag zu sein, an dem sich nun das zeigt, was ca. neun Monate ganz werden musste. Jetzt ist es soweit und ich bin selbst erstaunt, wie die Wörter durch mich in meine Hände, in die Tastatur fließen. Draußen ist es ausnahmsweise wieder wärmer und mir kommt der Inhalt meiner gerade abgeschlossenen „Zum Glück Tour" in den Sinn, in dem es auch um das Thema Prophezeiungen und Klimawandel ging.

Als ich damals das Buch geschrieben hatte, hatte ich mir geschworen, nie mehr ein Buch zu schreiben. Es ist einfach sehr viel Arbeit, und vieles lässt sich nur schwer in Worte fassen. Aber das Schlimmste ist: Die Leser nehmen einen beim Wort.

Was einmal geschrieben steht, steht. Keine Veränderung ist dann mehr erlaubt. Das war einer der Hauptgründe, warum ich nicht mehr schreiben wollte: Einerseits lernt man in der Energieschule die Vergangenheit hinter sich zu lassen, andererseits produziere ich in Form eines Buches etwas, das nicht vergänglich ist und irgendwann in einem Bücherschrank auf ein erneutes Hervorholen wartet. Selbst in 50 Jahren werden noch die „stark" verkopften Kritiker dieselben Fragen stellen. Wegen meines Buches.

Ich schreibe dennoch weiter. Ich erweitere das „alte" Buch. Und das hat einen Grund: Es macht wach, und die Menschen macht es neugierig auf die Energieschule, in der man wieder „lernt" eins und ganz zu werden. Denn eigentlich geht es darum: Wir müssen wieder etwas lernen, das wir irgendwann einmal verlernt haben. Das Wissen um die eigenen Naturkräfte ist das, was in der Energieschule wieder zurückkommt.

Raumschiff
Musik&Text: aus „Ich lebe!" Martin Brune http://www.martin-brune.com

wenn der Mond auf die Sonne knallt
und die Erde auseinander fällt
wenn aus dem Meer
eine riesige Flut wird

ja dann nehm' ich dich mit
ja dann nehm' ich dich mit
ja dann nehm' ich dich mit

ja dann nehm' ich dich mit
ich nehm' dich mit in meinem Raumschiff
in meinem Raumschiff ist immer ein Platz für dich frei
ich nehm' dich mit in meinem Raumschiff
in meinem Raumschiff ist immer ein Platz für dich frei

ich reis mit der Zeit im Gleichgewicht
auf den Schwingen des Adlers gegen Süden
ich reis mit der Zeit im Gleichgewicht
in den Norden und da ist immer Eis

ich nehm' dich mit
ich nehm' dich mit
ich nehm' dich mit

ich nehm' dich mit in meinem Raumschiff
in meinem Raumschiff ist immer ein Platz für dich frei
ich nehm' dich mit in meinem Raumschiff
in meinem Raumschiff ist immer ein Platz für dich frei

Und wenn die Welt untergeht
und wenn am Himmel ein neuer Stern aufgeht
und wenn der Stern zum Zeichen wird
ein Zeichen, das ich dann versteh

ich nehm' dich mit
ich nehm' dich mit
ich nehm' dich mit

ich nehm' dich mit
ich nehm' dich mit in meinem Raumschiff
in meinem Raumschiff ist immer ein Platz für dich frei
ich nehm' dich mit in meinem Raumschiff
in meinem Raumschiff ist immer ein Platz für dich frei

Schön dunkel – Irgendwo am Bodensee I

Mein Körper fühlt sich schrecklich an. Irgendwie, als ob man an mir zerren würde. Ich sitze in einem Café und schaue an einem Mast vorbei auf den See, der voll von kleinen Booten ist.

„Blöder Mast", denke ich und bemerke, dass die Tische ungeschickt aufgestellt sind. Nämlich so, dass man immer schräg auf den See an diesem Mast vorbeischauen muss. Ich stehe auf und verrücke den Tisch so, dass er parallel zum See steht.

„Ach", seufze ich. Endlich kann ich besser sehen. Ohne Mast.

Irgendwie schauen mich die Leute hier an, bemerke ich. Die haben alle Sonntagskleidung, Anzug mit Schlips, selbst die Kinder sind sehr klassisch angezogen. Nur ich nicht, ich habe ein orangefarbenes Shirt an. Das hat mir mal ein Teilnehmer geschenkt, selbst gemalt mit einem Mandala drauf. Mit dem T-Shirt fühle ich mich hier wie ein Alien und Aussätziger, den pfeiligen Blicken der Leute ausgesetzt. Selbst die Kinder finden mich mit dem Shirt wahrscheinlich zu kindisch.

Fünf Minuten später erscheint eine Dame, wahrscheinlich die Chefin der anderen, in schwarze Kostümen gekleideten jüngeren Bedienungen.

„Na, Sie haben es sisch abba gemütlich gemacht … isch abba kein Problem", und lacht verkrampft.

Im Zug dieser Zeit
Musik&Text: aus „Ich lebe!" Martin Brune http://www.martin-brune.com

lass mich die Sonne sein und du der Mond, auf den ich schein
lass mich dein Atem hören in der von mir bewachten Nacht
lass mich die Sonne sein und du der Mond, auf den ich schein
im Zug dieser Zeit
im Zug dieser Zeit, will ich bei dir sein

Vergangenheit und Jetzt
Zukunft und das hier
und ich schau dich an als ob ich Hellsehen kann
mehr geht nicht, mehr kann ich nicht, also nur bei dir sein

lass mich die Sonne sein und du der Mond, auf den ich schein
lass mich deinen Atem hören in der von mir bewachten Nacht
lass mich die Sonne sein und du der Mond, auf den ich schein
im Zug dieser Zeit
Nanana

will ich bei dir sein
im Zug dieser Zeit
im Zug dieser Zeit
will ich bei dir sein

Leiden und leben
lieben und lachen
ich will lachen
ich will bei dir sein

ohhh mehr geht, ohhhh mehr kann ich nicht, ohhh mehr will ich nicht
also nur bei dir sein

lass mich die Sonne sein und du der Mond, auf den ich schein
lass mich deinen Atem hören in der von mir bewachten Nacht
Lass mich die Sonne sein und du der Mond, auf den ich schein
im Zug dieser Zeit – da will ich bei dir sein

Schön klar – Die Wurzel allen Übels: die dunklen Flecken

Ich habe im ersten Teil des Buches schon beschrieben, dass der Mensch nicht nur aus einem materiellen, manifestierten Körper besteht, sondern von einem Energiekörper beziehungsweise Lichtkörper umgeben ist. Und nicht nur das: Der Licht-/Energiekörper durchdringt den physischen Körper.

Bitte mach doch folgende Übung, um dich von deinem Energiekörper zu überzeugen:

Versuche einmal mit der rechten Hand die „äußere" Schicht des Energiekörpers zu ertasten. Strecke die Hand dabei aus und bewege sie nun ganz langsam mit der Handinnenfläche zum Herzbereich des Körpers. Achte bitte darauf, wie sich die Hand während der Bewegung anfühlt, vor allen Dingen beachte das Gefühl in der Brustgegend. Spürst du Widerstand, dein Herzklopfen, Wärme, Kälte? Die meisten Menschen spüren in einem Abstand von ca. 30 cm einen leichten Widerstand im Körper.

Wenn du nichts spürst, dann bitte ich dich, die Übung sehr langsam zu wiederholen. Die meisten versuchen nämlich am Anfang der Übung „vom Kopf her" etwas zu spüren. Wir kommen später noch dazu, aber nun kurz: Sobald der „Kopf" mit seinem Denken und seinen Erwartungen „dazwischen" ist, spüren wir gar nichts.

Wenn du etwas spürst, dann ist der gefühlte Widerstand ein erster Hinweis auf einen dunklen Fleck.

An den Rand gespült
Musik&Text: aus „Ich lebe!" Martin Brune http://www.martin-brune.com

vom Leben an den Rand gespült
du weißt nicht, was passiert
von heut auf morgen Stillstand
weil einfach nichts mehr geht
von heut auf morgen blind
von heut auf morgen taub
von heut auf morgen gelähmt
gelähmt von dieser Zeit
gelähmt von dieser Zeit

du hast gebetet und gefleht, dass es mal anders wird
du hast geweint und ihn gerufen, den lieben Gott
kein Land in Sicht
auf schwerer See

von den einen ausgelacht
von den anderen runtergemacht
von den einen verhöhnt
von den anderen verpönt

du hast gebetet und gefleht, dass sie endlich aufhören
du hast geweint und ihn gerufen, den lieben Gott
kein Land in Sicht
auf schwerer See

kein Land in Sicht
auf schwerer See

man sagt zwar, man weiss nicht, wofür es gut ist oder nicht
bin ich an allem selbst schuld oder gibt's so etwas wie ein Gericht

was, das Schicksal heißt
was, das Schicksal heißt
und die Hoffnung stirbt zuletzt
der letzte Teil in dir
wenn keiner mehr anruft
das sollen Freunde sein

du hast gebetet und gefleht, dass es mal anders wird
du hast geweint und ihn gerufen, den lieben Gott
kein Land in Sicht
auf schwerer See
kein Land in Sicht
auf schwerer See
kein Land in Sicht

Schön dunkel – Irgendwo am Bodensee II

„Na, Sie haben es sich abba gemütlich gemacht …", klingt es noch in meinen Ohren, und ich beobachte sie, wie sie sich von meinem Tisch entfernt. Ihre Körperhaltung sieht nach Wut aus. Dabei erinnert sie mich an diese strenge Erzieherin Fräulein Rottenmeier aus Heidi. Zumindest geht sie so, und die Stimme ist auch fast gleich.

Ich muss tief atmen. Mein Körper fühlt sich immer mehr wie Blei und Gummi zugleich an. Hinzu kommt noch die Sonntagsstimmung und gegenüber sitzt eine elitäre Familie mit Kindern, die wie kleine Mozarts aussehen – zumindest so, wie Mozart auf den Bildern gemalt wurde. Die Kinder scheinen auf mein T-Shirt neidisch zu sein. Sie schauen immer, dürfen aber nicht vom Tisch aufstehen, weil es ihre Mutter, eine andere Frau Rottenmeier, Rottenmeier 2, nicht erlaubt . Einem der Kinder kann ich ein Lachen entlocken. Mein Körper wird dadurch leichter. Das Lachen verschwindet aber wieder aus dem hübschen Gesicht des Mädchens, weil seine Mutter will, dass es den Teller leer isst. Die Mutter guckt nun auch zu mir rüber. Dabei fühle ich mich mit ihren Blicken bestraft. Ja, sie ist Frau Rottenmeier 2. Mein Körper tut wieder mehr weh.

Ich lebe

Musik&Text: aus „Ich lebe!" Martin Brune http://www.martin-brune.com

lass dich fallen
und träum im Mondschein
schaukel so hoch du kannst in den Himmel
und ruh dich jeden Tag ein wenig aus
stell dir vor, du wärst verzaubert
ein Prinzenpaar im großen Schloss

aus jedem Tropfen wird ein Regen und aus dem Regen dann ein See
in dem ich dich seh, und mich spiegel
und da weiß ich, ja da weiß ich

ohhhhhh
bei allem, was ich fühl
bei allem, was ich denk
bei allem, was ich sage

ja da weiß ich
dass ich noch lebe
dass ich noch lebe
dass ich noch lebe
lebe, lebe, lebe

aus jedem Tropfen wird ein Regen und aus dem Regen dann ein See
in dem ich dich seh, und mich spiegel
ja da weiß ich, ja da weiß ich

ohhhhhh
bei allem, was ich fühl
bei allem, was ich denk
bei allem, was ich sage

ja da weiß ich
dass ich noch lebe
dass ich noch lebe
dass ich noch lebe
lebe, lebe, lebe

warst lang nicht mehr verliebt
weißt nicht, ob das noch geht
schreib an Fremde Liebesbriefe
oder kleb sie an jede Häuserwand

stell dir vor, du wärst verzaubert
du wärst die Schönste im ganzen Land

aus jedem Tropfen wird ein Regen und aus dem Regen dann ein See
in dem ich dich seh und mich spiegel
ja da weiß ich, ja da weiß ich

ohhhhhh
bei allem, was ich fühl
bei allem, was ich denk
bei allem, was ich sage

ja da weiß ich
dass ich noch lebe
dass ich noch lebe
dass ich noch lebe
lebe, lebe, lebe

Schön klar –
Woher kommen die dunklen Flecken im Energiefeld ?

Wie du bei der vorherigen Übung bemerkt hast, gibt es das Energiefeld, welches unseren physischen, „wahren" Körper umgibt.

Eine weitere Übung ist, Menschen zu beobachten. Teile die Menschen in „die mag ich" – „die mag ich nicht" ein.

All die Menschen, die du nicht magst oder weniger magst, aktivieren in dir einen Widerstand – und damit einen dunklen Fleck. Warum das so ist, wird auch später erklärt.

Aber wie entsteht nun solch ein dunkler Fleck im Energiefeld?

Gelebt
Musik&Text: aus „Ich lebe!" Martin Brune http://www.martin-brune.com

ich hab
schon so viel erlebt
und manchen Traum geträumt
und wirklich erlebt
ich bin

schon so viel gereist
durch viele Länder
durch die ganze Welt
kein Stern war mir zu fern
und kein Weg war mir zu weit

all das hab ich erlebt
ja, all das hab ich gesehen
und das, was mich noch quält
ist, dass ich nicht weiß, dass ich nicht weiß,
was wahre Liebe ist

ich hab
geliebt, getanzt
durch manches Tal gegangen
und dann wieder raus
ich hab
gelacht, geweint
es ist nicht viel, was ich bereuen muss

ja, all das hab ich erlebt
ja, all das hab ich gesehen
und das, was mich noch quält, ist,
dass ich nicht weiß, dass ich nicht weiß,
was wahre Liebe ist

ja, all das hab ich erlebt
ja, all das hab ich gesehn
und das, was mich noch quält
ist, dass ich nicht weiß, dass ich nicht weiß
was wahre Liebe ist

Schön dunkel –
Lachen am Morgen bringt Kummer und Sorgen

Ich beobachte Frau Rottenmeier 2, mein Blick schweift wieder zu dem
Mädchen und ich kann gar nicht anders: Ich fühle mich in diesem
Moment ca. 35 Jahre zurückversetzt, und in meiner Erinnerung lande
ich am Frühstückstisch meiner Eltern. Ich bin 5 Jahre alt und schon
morgens ziemlich lustig.

Mein Vater liest Zeitung und ich versuche immer den hinteren Teil der Zeitung zu lesen, um meinem Vater verkehrt herum vorzulesen. Ich finde das total lustig. Dadurch, dass hinter meinem Vater eine Lampe ist, kann ich sogar durch die Zeitung schauen und seinen Text lesen. Dabei lese ich von hinten nach vorne und das ganz laut. „siettalg ierfluhcs", lese ich laut vor und gackere wie ein Huhn.

„Pssscht!", zischt mein Vater hinter der Zeitung. Und es ist wieder still in der stillen Küche. Meine Mutter sitzt rechts, schlürft ihren Kaffee und schaut aus dem Fenster hinaus in den Garten. Sie kann nicht sehen, dass ich ihr mindestens 20 Süßstoffpillen in den Kaffee tue, und ich übersetze mit Freude die Titelzeile: „!siettalg ierfluhcs" – „Schulfrei Glatteis!" heißt das – „Wir haben schulfrei!!! yipiyehhhhhh"!

Stille. In mir ist Spannung. Ich warte darauf, dass Mutter nun endlich diesen Kaffee trinkt. Nun tut sie es, zieht das Gesicht zusammen, so als ob sie in eine Zitrone gebissen hätte.

Ich fange wieder an zu lachen und zu gackern.

Meine Oma sitzt auch mit am Tisch und schaut ganz sauer: „Lachen am Morgen bringt Kummer und Sorgen", entweicht es prophezeiend, ja fast drohend ihrem Mund. Ich zucke zusammen.

Mein Körper zuckt zusammen vor Schreck und ich höre auf zu lachen.

Kurz höre ich auf lustig zu sein. Wieder diese Stille. Ich nehme das Ei, lege es in den Eierbecher und stelle mir vor, es wäre ein Küken darin. Ich halte das Ei an mein Ohr und höre das Küken schon ein wenig gackern. Zumindest stelle ich mir das so vor. Lustig finde ich das. Sehr lustig, und fang wieder selbst an zu gackern und zu lachen.

„Lachen am Morgen bringt Kummer und Sorgen", entweicht es erneut strafend dem Mund meiner Oma.

Mein Körper zuckt zusammen vor Schreck und ich höre auf zu lachen.

Und mein Lachen wird zu einem sich Schämen. Dabei war doch alles so lustig, denke ich.

Vielleicht waren meine Witze nicht lustig genug, denke ich, und versuche es am nächsten Morgen mit anderen Streichen und Späßen.

Aber irgendwann zischt es immer „Lachen am Morgen bringt Kummer und Sorgen". Mein Geist merkt sich das, mein Körper zuckt kurz zusammen und irgendwann habe ich dann aufgehört morgens zu lachen.

Herz verschenkt
Musik&Text: aus „Ich lebe!" Martin Brune http://www.martin-brune.com

ich komm mir vor, als hätte ich mein Herz verschenkt
an irgendwen, irgendwann
und wenn's mir klar wird, wird mir eiskalt
wer kann mir nur mein Herz reparieren, reanimieren
sodass aus dem kalten Stein ein warmes Zuhause wird

wie oft hab ich davon geträumt,
wie oft hab ich daran gedacht
tausend Wünsche abgeschickt
Raketen, Sternschnuppen in der Nacht gemacht

ich komm mir vor, als hätte ich mein Leben verschenkt
an irgendwen, irgendwann
weil ich nicht mehr so weiterleben kann
wer kann mir nur mein Leben reparieren, reanimieren
sodass das Leben und ich mit der Zeit in die gleiche Richtung gehen

wie oft hab ich davon geträumt,
wie oft hab ich daran gedacht
tausend Wünsche abgeschickt
Raketen, Sternschnuppen in der Nacht gemacht

wie oft hab ich davon geträumt,
wie oft hab ich daran gedacht
tausend Wünsche abgeschickt
Raketen, Sternschnuppen in der Nacht gemacht

ich komm mir vor, als hätte ich dich verschenkt
an irgendwen, irgendwann
mit uns war's auf einmal vorbei
wer kann uns nur reparieren, reanimieren
das könnt die Zeit
aber die Zeit lässt sich nicht zurückdrehen

wie oft hab ich davon geträumt,

wie oft hab ich daran gedacht
tausend Wünsche abgeschickt
Raketen, Sternschnuppen in der Nacht gemacht

wie oft hab ich davon geträumt,
wie oft hab ich daran gedacht
tausend Wünsche abgeschickt
Raketen, Sternschnuppen in der Nacht gemacht

Schön klar – Der Sinn des Lebens: Warum wir immer das Gleiche anziehen und ähnliche Erfahrungen machen

Der einzige Sinn des Lebens ist Wachstum und die Freude am Spiel des Lebens. Unser energetischer Bestimmungsvertrag tut alles, um uns wachsen zu lassen.

Das ist der Grund, warum wir so oft dieselben Situationen erleben. Das ist der Grund, warum wir immer denselben Typ Partner kennenlernen.

Das ist der Grund, warum sich dunkle Fleckenkörper in Beziehungen begegnen.

Wenn der Sinn des Lebens darin besteht im Wachstum zu sein – warum erlebe ich dann immer so viele schwere und problematische Situationen? Warum schickt uns das Universum nicht nur Helles, wenn es doch nur Helles für uns will?

Das ist ganz einfach: Unser energetischer Bestimmungsvertrag sieht ein Leben in absoluter Reinheit vor, ein Leben in Fülle und Liebe. Da haben dunkle Flecken keinen Platz.

Unser Bestimmungsvertrag bringt uns nur aus einem Grund in Resonanz mit „dunklen", schwierigen Problemen: damit wir sie erkennen und die dunklen Flecken auflösen.

Und wenn alle dunklen Flecken aufgelöst sind, dann leben wir ohne inneren Widerstand, ohne innere Trennung, ohne Angst, ohne Zweifel. Das Ich löst sich auf. Es wird still. Ganz still. Und erst dann beginnt wieder das Leben.

Wir sollten lernen, für alle „dunklen" Erlebnisse im Leben, sei es Trennung vom Partner, Verlust des Jobs, Verlust von Anerkennung, Verlust von Freunden offen zu werden. Denn all das vermeintlich „Dunkle" an Problemen schickt uns das Leben, damit wir daran wachsen können: indem wir es zulassen und nicht davor weglaufen und inneren Widerstand aufbauen.

Eine radikale Übung wäre, dankbar für die Probleme zu sein, die wir haben. Kannst du dankbar für das Dunkle in deinem Leben sein? Oder willst du es nur weghaben? Wenn du nicht dankbar für deine Probleme sein kannst, dann hast du schon einen großen dunklen Fleck gefunden, der all deine Probleme verstärkt. Erkenne, dass jedes Problem ein Zeichen ist. Ein Zeichen für inneres Wachstum.

Denn das Dunkle trägt wichtige Information für den Kurs deines Lebens. Das Einzige, was wir „wegmachen" können, ist der Widerstand dagegen, gegen das Dunkle.

Weit weg
Musik&Text: aus „Ich lebe!" Martin Brune http://www.martin-brune.com

weit, weit, weit, weit, weit weg von dir
weit, weit, weit, weit, weit weg von dir
weit, weit, an Feldern vorbei
an grünen Wiesen
hinauf zum Meer
weit, weit hast du mich fortgetragen, konnte nicht ertragen
von dir nicht geliebt zu sein
weit, weit, weit, weit, weit weg von dir
ich war lange auf der Suche nach dir
ich war lange weit weg und fort
ich war so weit
so weit

weit, weit, weit, weit, weit weg von dir
weit, weit, weit, weit, weit weg von dir

so ein schönes Land
warst mir unbekannt, das hab ich jetzt erkannt
mein Heimatland

weit, weit, weit, weit, weit weg von dir
hier wurde ich geboren
hier werde ich sterben
hier werde ich bleiben
solang du mich lässt

weit, weit, weit, weit, weit weg von dir
ich war lange auf der Suche nach dir
ich war lange weit weg und fort, ich war so weit
weit, weit

weit, weit, weit, weit, weit weg von dir
weit, weit, weit, weit, weit weg von dir

Schön klar – Die Misere der Vorstellungen

Die Unfähigkeit des Ichs, im Hier und Jetzt und damit in der Zufriedenheit zu sein, erzeugt immer wieder neue Vorstellungen davon, wie wir sein müssten, damit wir uns endlich gut fühlen.

Damit ist jede Vorstellung an die Zeit gebunden. Jede Vorstellung hat also etwas mit Zukunft zu tun, mit dem Morgen, mit dem Montag, mit dem Dienstag, mit der Party in einer Woche, mit dem Jobwechsel, mit dem „neuen" Partner, wie auch immer.

Das Ich, und damit der dunkle Fleckenkörper, lernt den Mechanismus des Vorstellens oder Wünschens schnell – schon in frühen Kinderjahren. Menschen ohne dunklen Fleckenkörper haben überhaupt keine Vorstellung, keinen Wunsch. Sie leben einfach glücklich im Hier und Jetzt – sie sind wunschlos glücklich.

Das Ich, der dunkle Fleckenkörper, vergrößert sich im Laufe der Entwicklung des Menschen, und je größer der dunkle Fleckenkörper wird, desto zahlreicher werden die inneren Widerstände, damit die „Neins", und das nährt Vorstellungen von einer vermeintlich „besseren" Zukunft, um diesem inneren Schmerz nicht begegnen zu müssen.

Denn der dunkle Fleckenkörper tut weh, und das Ich hat nichts anderes zu tun, als immer wieder Vorstellungen zu entwickeln, um vor „sich selbst", vor den eigenen inneren Widerständen, wegzulaufen.

Dabei wäre alles so einfach, wenn wir nur „Ja" sagen und damit die inneren Widerstände aufgeben würden. Wir würden den Kreislauf des ewigen Vorstellungen-Machens – immer mit der Illusion, dass es irgendwann besser wird, durchbrechen. Wir würden endlich frei werden. Wunschlos glücklich im Hier und Jetzt.

„Ja" sagen tut jeder, der eine Sitzung macht – er sagt „ja" zu seinem Problem, seinem Thema. Mit dem Wissen der sicheren Führung des Energiesehers nimmt er dann sein Problem an, er sagt „ja" dazu. Das ist das große Geheimnis der Rückverbindung zu den Naturkräften.

Und dann kann man sich die Frage stellen: Wer bringt hier eigentlich wen in die Kraft? Der Energieseher den Klienten? Niemals – der Klient tut es selbst. Dadurch, dass er „ja" zu seinem Problem sagt, sagt er „ja" zu sich selbst.

„Ja" – dieses einfache Wort ist deswegen so schwierig, weil es so einfach ist. Und diese Einfachheit haben wir durch unsere vorstellungsgeplagte Kopflastigkeit verlernt.

Man kann es wieder lernen. Dazu muss man allerdings „ja" sagen.

Fliegen

Musik&Text: aus „Ich lebe!" Martin Brune http://www.martin-brune.com

von oben und von außen,
da sieht die Welt
ziemlich friedlich aus
tausend Farben
tausend Lichter
Großstadt Lichter,
die glitzern im funkelnden Meer

wenn ich nochmal geboren werd,
dann bleib ich hier oben
hier oben, da fühl ich mich frei
und wenn ich nochmal geboren werd,
dann bleib ich hier oben
denn hier oben ist die Freiheit mehr als grenzenlos

wie viele Menschen wohl grade schlafen
wie viele Menschen sich grad im Streit verlieren

wie viele Menschen wohl grade küssen
wie viele Menschen sich trennen müssen
wie viele Menschen träumen
wie viele Menschen grad grübeln über das Morgen
wie viele Menschen kommen grad nach Hause
wie viele Menschen haben noch nie eins gehabt
wie viele Menschen wohl grad sterben
wie viele Menschen grad geboren werden

von oben und von außen,
da sieht die Welt
ziemlich friedlich aus
tausend Farben
tausend Lichter
Großstadt Lichter,
die glitzern im funkelnden Meer

wenn ich nochmal geboren werd,
dann bleib ich hier oben
hier oben, da fühl ich mich frei
und wenn ich nochmal geboren werd,
dann bleib ich hier oben
denn hier oben ist die Freiheit mehr als grenzenlos

wie viele Menschen sich grad küssen
wie viele Menschen sich grad trennen müssen
wie viele Menschen fahren nach Hause
wie viele Menschen haben noch nie eins gehabt
wie viele Menschen wohl grad sterben
wie viele Menschen grad geboren werden

nananana

von oben und von außen
da sieht die Welt
ziemlich friedlich aus
tausend Farben
tausend Lichter
Großstadt Lichter,
die glitzern im funkelnden Meer

Die 2. Entdeckung:
Vesseling, die 2. Dimension
des Jetzt & GedankenLos!

Jahre lang hieß die Energieschule „Shamanic - nature's way" - „schamanisch - der Weg der Natur", die Domain hieß: „shamanic.de". Ich war mit diesem Namen nie so richtig zufrieden, da man uns allein durch den Namen in eine gewisse „Ecke" schob, in die wir nicht hineinwollten. Wenn man bei Google Schamane eingibt und auf die Suche nach Bildern klickt, dann erscheinen Menschen mit Kopfschmuck, Indianer, Menschen mit esoterischen Interessen und Aussehen. Wenn man Menschen auf der Straße befragen würde, „was" sie mit Wort „Schamanismus" verbinden, dann würde man die unglaublichsten Phantasiegeschichten hören. Das war der Grund eines neuen Namens für die Energieschule zu finden, und nach langem Suchen entschied ich mich für „Vesseling". Das was sich also zunächst änderte, war nur der Name. Das Kurssystem ist geblieben, es wurde weiterentwickelt und verbessert.

Vessel: bedeutet Gefäß, Glas, Behälter oder auch Körper. Unser Körper ist also wie ein Gefäß (Vessel), welches helle Teile, aber auch dunkle Flecken (Schwere) enthält, wie vorher schon ausreichend beschrieben. Vesseling bedeutet nun das Erlernen der Erleichterung des Energiekörpers, vom Verändern und Umgehen mit Energien, Menschen und Beziehungen.

GedankenLos'er! werden wir, wenn wir immer mehr die Schwere in uns loswerden, die wiederum negative Gefühle und damit negative Gedanken erzeugt. GedankenLos! ist der gelehrte Prozess (Basis,-Seher-,Visions,-GedankanLos! Retreat/Praxiskurs). Deswegen heißt die Energieschule seit Anfang 2011 GedankenLos! Vesseling, oder einfach nur: Vesseling.

Mit diesem Energieprozess können wir das „Gefäß", „Vessel" leicht, und damit unproblematisch und gesund halten. Unser Körper kann damit unbeschwert die eigenen Talente, Fähigkeiten und Visionen leben. Tolle Aussichten, nicht?

Ist unsere Schule nun schamanisch oder nicht?

Ja und Nein! Ich sehe Vesseling nicht den esoterischen Richtungen zugeordnet, nicht dem zugeordnet wie andere Schulen nach Außen wirken. Zu uns kommen auch keine Weltflüchtler, dazu war ich immer zu sehr Realist.

Von den reinen Inhalten her, kann die Vesselingschule aber schamanischer nicht sein. Denn das Wort „Schamane" kommt von „geistiger Heiler", das Wort Heilung kommt von „ganz machen". Die „Ganzmachung", als Essenz, ist natürlich das, was bei Vesseling passieren kann: „Die Trennung, die im Geiste (und damit durch das Ego entstanden ist, wieder aufheben, ganz machen. Es geht also viel darum, in Verbindung zu uns selbst und mit der äußeren Welt, der Natur zu gehen. In diesem Sinne sind wir also sehr schamanisch, nur sehen wir „von Außen" nicht so aus.

Gelebt
Musik&Text: Martin Brune http://www.martin-brune.com

ich hab, schon so viel erlebt
und manchen Traum geträumt
und wirklich erlebt

ich bin, schon so viel gereist
durch viele Länder, durch die ganze Welt
kein Stern, war mir zu fern
und kein Weg, war mir zu weit

all das hab ich erlebt
ja all das hab ich gesehen
und das was mich noch quält
ist dass ich nicht weiss, dass ich nicht weiss,
was wahre Liebe ist

ich hab,geliebt, getanzt
durch manches Tal gegangen
und dann wieder raus
ich hab, gelacht, geweint
es ist nicht viel, was ich bereuen muss

ja all das hab ich erlebt
ja all das hab ich gesehen
und das was mich noch quält ist,
dass ich nicht weiss, dass ich nicht weiss,
was wahre Liebe ist

ja all das hab ich erlebt
ja all das hab ich gesehn
und das was mich noch quält
ist dass ich nicht weiss, dass ich nicht weiss
was wahre Liebe ist

Vesseling und schwere GedankenLos!

„Die Nacht ist lang. Furchtbar lang, wenn man nach Antworten sucht. Ich nahm mir einen Stuhl und setzte mich ans Fenster. Die Wolken hatten sich verzogen – ich weiß nicht mehr wie spät es war. Aber als die letzte Wolke verschwand, erhellte der Mond die Dächer der benachbarten Häuser.

Der glasklare Sternenhimmel schien starr zu sein, unbeweglich. Noch nicht einmal ein Flugzeug flog, was mich sehr wunderte. „

Mit dieser, von jeglicher „Richtung" unabhängigen Lehre, bin ich selbst lebender Beweis von dem was ich anderen beibringe. Eine solche Lehre zu finden, einen Lehrer, der mich damals durch das, was er lehrte, überzeugen konnte, war zentraler Punkt meiner spirituellen Suche. Damals fand ich niemanden, der diese Authentizität zeigen und lehren konnte.

Es gab schamanische Anthropologen, Yogalehrer, die eine yogische Lehre übernommen hatten, Ayurveda, fernöstliche Ansätze, komplexe Lichttherapien, Lichtarbeit, die verschiedensten schamanischen Richtungen, Quantenheilung usw. Die meisten Lehrer und Lehren machten aber auf mich einen verkonzeptionierten Eindruck und wirkten damit dem Leben „vorgestellt". In mir rief das immer die Feststellung hervor: Irgendwas fehlt da und: braucht ein Mensch das wirklich? Selbst als ich damals todkrank war, hatte ich diese Zweifel. Wie gesagt, ich schreibe hier von meinen persönlichen Eindrücken, jeder kann das anders erleben.

So war das damals - bis ich mich selbst, durch das, was ich nun lehre, befreite: Durch das simple Entleeren unserer Körper von schwerer Energie (Vesseling) (oder dunklen Flecken).

Der Körper ist wie ein Gefäß (Glas), welches schwere Energie (und damit Probleme) aufnehmen kann. Ist Ihr Glas (Körper) voll oder leer? Wie fühlen Sie sich nach Meetings, Sitzungen, Massagen, Saunagängen, Familientreffen, Partys, nach dem Urlaub? Wie fühlen Sie sich nach / während Begegnungen mit Menschen - schwer oder leicht? Wie ist es während der Arbeit, nach der Arbeit? Ohne Arbeit? Leben Sie luxuriös? Sind Sie reich? Sind Sie arm? Fühlt sich das schwer oder leicht an?

Wenn Sie eine dieser Fragen mit „schwer" beantworten, dann wird die Schwere irgendwann zum Problem, dann wird der Job, der Partner, die

Lebensumstände, ja selbst Ihr Reichtum zum Problem – bis irgendwann Sie so schwer sind, dass Sie selbst zum Problem werden.

Genauso wie es mir erging – ein nicht rühmlicher Weg, muss ich im Nachhinein feststellen. Irgendwie hat mein ganzer Weg auch etwas Slapstick mäßiges, Komödiantisches – es ist ja noch mal gut gegangen. Im Grunde genommen hatte ich durch das „Nichtwissen" um Energien mein Leben ganz schön selbst vermasselt, fast sabotiert. Zwei Mal stand ich kurz vor dem Lebensende.

Aber wann ging es mir erst besser? Als ich jegliche Identifikation abstreifte, mein Ego, und damit der schwere Teil in meinem Gefäß sich auflöste – erst dann wurde ich frei, in mir entstand Raum und Leichtigkeit. Die Beziehungen veränderten sich. Ich wurde zu einem neuen Menschen.

Was ist also das Gefäß „an sich"?

So wie ein Gefäß, wie ein Glas Kristall klar ist, so ist auch unser Körper ohne schwere Energie leicht und klar. Als Kinder waren wir alle so, wir hatten alle einen leichten Körper (Gefäß, Vessel). „Werdet wie die Kinder", sagte mal ein weiser Mann, daher kommt das!

Wenn unser Körper als Erwachsener leicht und klar wäre, dann hätten wir keine „Probleme". Wir würden nur positiv denken - wir wären unsere schweren GedankenLos! (das meint in unserem Kontext das Wort GedankenLos! - nicht „ohne" Gedanken, sondern ohne „schwere Gedanken" zu sein!).

Genau diese Befreiung ist die, die ich erlebt habe. Die Sensation liegt in der Einfachheit: Gefäß voll oder leer? Das ist die einzig entscheidende Frage. 99 % aller negativen Gedanken hätten wir gar nicht, wenn unser Gefäß leer wäre. Allein diese Entdeckung ist sensationell: Wir können unsere Gedanken nicht verändern, wenn die Quelle, die schwere Energie nicht versiegt.

Die Beladung meines Gefäßes, „mein Weg" endete mit einem extremen Burnout, und da war ich in der 200. Psychoanalyse Stunde – meine Therapie, Gedanken zu ändern, schien also nicht anzuschlagen.

Was ist Burnout im Sinne meines Gefäßes nur gewesen? Mein Gefäß war randvoll mit schwerer Energie! Mein Körper kollabierte, mein Gefäß lief über, mehr nicht. Das war aus meiner Sicht das Symptom.

„Burnout" ist nur eine Bezeichnung dafür!

Aber was war vorher in all den Jahren mit meinem Gefäß (Vessel) passiert?

Um es zu verkürzen und klar zu machen: Hier eine kurze Tabelle, die die Befüllung meines Gefäßes und die von mir erlebten Zustände zeigt:

Mein Gefäß mit schwerer Energie: Das energetische Fahrzeug (Körper):

1/10 mit schwerer Energie gefüllt:
kindlicher Zustand, man beginnt in Ich / Du zu denken, ich bin so, die anderen so, ich bin falsch, unvollkommen, die anderen...usw..."

2/10 mit schwerer Energie gefüllt:
plötzlich auftretende Nervosität, Schweißausbrüche...

3 /10 mit schwerer Energie gefüllt:
sehr leichte Depressionen (sonntags), innere Unruhe, manchmal Schlaflosigkeit, schlechte Schulnoten, schwere Beziehungen...

4/10 mit schwerer Energie gefüllt:
die Identifikation mit meinem (schweren) Ich verstärkte sich, Probleme mit Menschen, Situationen, Bildung, Beruf, Orientierung.

5 /10 mit schwerer Energie gefüllt:
die Identifikation mit schwerer Energie ließ mich andere schwere Gefäße (problematische Freunde) anziehen, Identifikation mit schwerer Musik, erste Suche nach Heilrichtungen.

6 /10 mit schwerer Energie gefüllt:
zu 60% bestand ich nun aus schwerer Energie, d.h. ich wurde ein lebendes Problem in allen Lebensbereichen...erste körperliche Probleme

7 /10 mit schwerer Energie gefüllt:
Winterdepressionen, der Arbeitgeber ist schuld, die anderen Leute sind schuld, ständige Angst, die Welt war für mich feindlich.

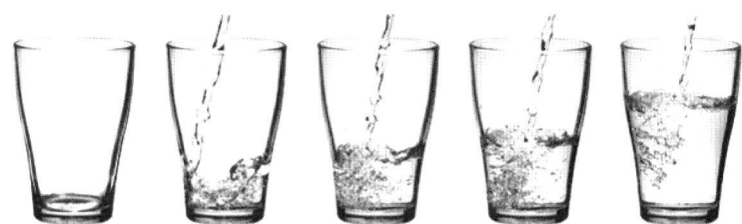

8/10 mit schwerer Energie gefüllt:
Da begannen meine körperlichen Symptome: kalte, schwitzige Hände, Juckreiz, Schwitzen, Alpträume, Fluchtgedanken in eine Anderwelt, permanent depressiv, Zigaretten, Alkohol, Drang nach Identifikation mit Heilsystemen usw.

9/10 mit schwerer Energie gefüllt:
Zu den körperlichen Symptomen kamen starke Tagesmüdigkeit hinzu, keine Freude mehr, Selbstmordgedanken, erste Arbeitsunfähigkeit..

10/10 mit schwerer Energie gefüllt:
Burnout, mehrere Monate nicht mehr handlungsfähig, musste ernährt werden, brauchte Hilfe von Außen.

„Die Veränderung der Beziehungen zu anderen Gefäßen (Menschen) und das Abfließen der schweren Energie aus meinem Körper (Gefäß, Vessel) ließ mich gesund werden…"

Um es kurz zu machen: Ich fand also heraus wie man die oben genannten Prozentanteile wieder loswird, wieder „rückabwickelt".

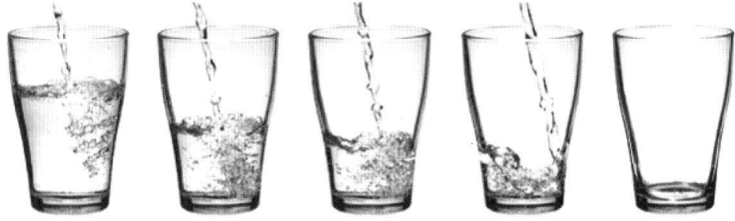

Mir ist es an dieser Stelle sehr wichtig zu betonen, dass das hier Beschriebene MEINE Erfahrungen waren (um einen eventuell auftretenden, dogmatischen Druck á la „Das ist bei allen Menschen so" herauszunehmen). Lassen Sie einfach das Modell auf sich wirken.

Noch eine Nacht
Musik&Text: Martin Brune http://www.martin-brune.com

ich will mich nicht beklagen
mir geht's gut
ich will ja nur mal sagen, dass ich ab und zu an früher denk
an dich, an dich und mich

wie wir stundenlang geredet und Wein getrunken haben
die ganze Nacht zum Tag gemacht
nach der großen Liebe geschaut
so manche Illusion gebaut und über Tag
dann gute Nacht
bis mittags geschlafen
wo gehen wir heute Abend hin, heute Nacht
und jetzt soll das alles vorbei sein oder was
und jetzt soll dich vergessen oder wie
ja wie soll denn das jetzt gehen
wenn ich dich noch mag
ja wie soll denn das jetzt gehen
wenn ich dich noch mag

ohhhhhh ich will noch ne Nacht mit dir
ohhhhhh ich will noch ne Nacht
eine Nacht von diesen Nächten
von diesen wunderschönen Nächten

ohhhhhh ich will noch ne Nacht mit dir
ohhhhhh ich will noch ne Nacht
eine Nacht von diesen Nächten
von diesen wunderschönen Nächten

ohhhh du fehlst mir
du fehlst mir
du fehlst mir so sehr
ohhhh du fehlst mir
du fehlst mir
du fehlst mir so sehr

ich will ja nur mal sagen
ich fand's gut,
wie eng wir waren
wie Pech und Schwefel und dann noch die Glut
die war manchmal Wut
wir haben uns oft gezofft,
aber immer wieder zusammengefunden..und jetzt, da soll.....

Welchen Einfluss haben andere Gefäße / Menschen auf unseren Energiehaushalt?

Einen sehr großen Einfluss! Woher glauben Sie kommen Ihre negativen Gedanken? Aus der Schwere in Ihrem Körpergefäß! Diese Schwere haben Sie wiederum, weil Sie in „Gefäßbeziehungen" zu anderen Menschen stehen.

Eine Erkenntnis oder besser Wahrheit, die mich selbst als Dipl.Ing. hat lange Zeit brauchen lassen, um sie als wahr zu akzeptieren: Andere Menschen können sogar aus der Ferne, d.h. auch wenn sie NICHT im Jetzt da sind, eine Auswirkung auf Ihr Gefäß herbeiführen. Ich habe lange Jahre in diesen Bereichen geforscht. Wenn Sie einen Menschen nicht „real" sehen, bedeutet das noch lange nicht, dass er auch von Ihnen (und Ihrem Gefäß, Vessel) losgelassen hat. Diese Erkenntnis ist vielleicht das einzig Esoterische, was ich dem Leser abverlange.

Machen Sie doch mal folgende Übung: Schließen Sie die Augen für ein paar Minuten. Merken Sie sich die Namen aller Menschen, an die Sie in diesen Minuten denken – bildlich, gedanklich oder in der Form der Erinnerung. Nach ein paar Minuten wird daraus eine ganze Liste von Menschen. Was glauben Sie woher diese Namen kommen? Ich sag´s Ihnen: Menschen mit Gefäßen haben, tagsüber, zu Ihnen (und damit zu Ihrem Gefäß) eine Verbindung aufgebaut. Es kann sein, dass es exakt diese Menschen waren. Das erwähne ich, damit Sie nicht nach dem Lesen dieses Buches in eine Paranoia verfallen. Die Namen können stimmen, müssen aber nicht. Was stimmt ist, dass sich hinter jedem Namen ein Gefäß (Mensch, Vessel) verbirgt, das Ihnen gegenüber eine Absicht hatte.

Ich baue z.B. äußerst selten Verbindung zu den Teilnehmern der Kurse auf. Ich habe gegenüber ihnen keine Absicht. Die Teilnehmer scheinen das anders zu erleben: Laut der Teilnehmer erscheine ich wohl namentlich des Öfteren, aber ich bin es nicht. Es ist ein anderes Gefäß, meistens ein realer Stellvertreter aus dem nahen Lebensumfeld, und der Geist hat meinen Namen zugeordnet.

Kommen wir zurück zu dem Experiment: Auf jeden Fall waren es Gefäße von Menschen, die an Ihnen „dran" waren. Die Zuordnung des Geistes zwischen der Energie der Menschen und den Namen ist, wie gesagt, erst einmal unwichtig.

Verblüffend oder? „Nonsens" werden Sie sagen, gut, da spricht Ihr Ego. Glauben Sie mir, es stimmt.

Den Groll Ihrer Schwieger-, Mutter, Ihres Vaters, Freundes, Partnerin, Chefes, Kollegen bekommen Sie auch mit, wenn Sie in Los Angeles sind und das grollende, vor Wut schnaubende Ego ganz woanders ist. Sie werden sich komisch fühlen. Sie werden anfangen schwere Gedanken zu denken. Wenn Sie selbst ein schweres Gefäß haben, dann wird Ihr Ego nichts anderes zu tun haben, als mit Gedanken zu kämpfen. Sie (Ihr Ego) wird innerlich rebellieren – und wehe das wutschnaubende Gefäß aus der Ferne ruft dann genau zu diesem Zeitpunkt „wirklich" an. In diesem Moment wissen Sie um die wirkliche Zuordnung zwischen Name und schwerer Energie.

Ob ein anderer Mensch Ihren Energiehaushalt verändert oder nicht, ist unabhängig von der Entfernung. Das ist für mich die 2. Dimension des Jetzt, die Erkenntnis, dass es zwar ein „reales" mit den Augen sichtbares „Jetzt" gibt, aber auch ein Jetzt welches aus den Fern-Beziehungen zu den anderen Gefäßen im Außen besteht. Auf die 2. Dimension des Jetzt gehe ich weiter unten noch mehr ein.

Goldbraun der Herbst
Musik&Text: Martin Brune http://www.martin-brune.com

goldbraun der Herbst
am Himmel ziehen Vögel einen Strich und fliegen fort
flieg, flieg weit weg in den Sommer, in den Süden
und ich wär jetzt gern bei dir

goldbraun der Herbst
Tür zum Winter
es schneit und der Schnee, der baut Illusionen
flieg, flieg, Schnee, weit von oben nach unten
und ich säße jetzt gern mit dir hier
und über Nacht wird das Leben wahr in meinen Träumen
wird's dann sonderbar, wenn das Sandmännchen kommt
und mir den Schlaf in die Augen streut

und über Nacht wird das Leben wahr in meinen Träumen
wird's dann sonderbar, wenn das Sandmännchen kommt
und mir den Schlaf in die Augen streut

goldbraun der Herbst, Außenseiter
läufst in die Wälder und fühlst dich ziemlich allein
lauf, lauf weit weg, immer tiefer hinein
und ich würd jetzt gerne bei dir sein

goldbraun der Herbst, am Himmel
ziehen Vögel einen Strich und fliegen fort
flieg, flieg weit weg in den Sommer, in den Süden
es ist wohl besser, wenn ich dich vergess

und über Nacht wird das Leben wahr in meinen Träumen
wird's dann sonderbar, wenn das Sandmännchen kommt
und mir den Schlaf in die Augen streut

und über Nacht wird das Leben wahr in meinen Träumen
wird's dann sonderbar, wenn das Sandmännchen kommt
und mir den Schlaf in die Augen streut

Der Weg raus

„..Ich saß vielleicht eine Stunde dort, als mir der Himmel plötzlich eine Sternschuppe schenkte. Es war unglaublich – sie zog von ganz rechts nach ganz links, ein Glücksstoß durchfuhr meinen Körper, und die Sternschnuppe, so schnell sie gekommen war, so schnell war sie wieder ins „Nichts" verschwunden... Sie kam aus dem Nichts und wurde wieder zu Nichts, Raum gleich Nichts, Nichts gleich Raum, geboren werden, sterben, alles aus dem Raum. Raum! Raum ! Raum! Das ist die Antwort auf meine Frage, durchschoss es mich wie eine Blitz. Raum ist gleich Stille, Stille gleich Nichts, Nichts gleich Raum – es ist der Raum der still ist, ohne Nichts keine Sternschnuppe, denn sie kam aus dem Nichts und ging wieder ins Nichts, und das Nichts, der Raum ist unendlich viel größer als die Sternschnuppe, hat unendlich mehr Kraft, wie ein Gedanke so unwichtig ist, weil er auch aus dem Nichts kommt und wieder geht. Niemand denkt über Sternschuppen nach oder trauert um ihr Vergehen....."

Der aus meiner Sicht einzige Weg ist immer der eigene Weg des inneren Lichts. Ich selbst habe mich im ersten Schritt durch die Entleerung meines Gefäßes und im zweiten Schritt durch die Klärung der oben genannten egomanen Beziehungen im Außen befreit. Wenn alle Egos sich auflösen würden, dann bräuchte man selbst den zweiten Schritt nicht. Jeder würde an sich selbst denken, „bei sich" sein. „Wenn jeder an sich selbst denkt, dann ist an jeden gedacht!", das ist die eigenetliche (nicht egomane) Bedeutung dieses Satzes.

Jeder würde an sich arbeiten - die Menschenwelt würde sich transformieren. Die Welt der Natur ohne den Menschen- die Pflanzen, die Tiere- braucht keine Transformation, da sie es von Natur her tut.

Der Grund warum viele Menschen in unsere Energieschule kommen, oder besser: warum viele Menschen „ihr Gefäß" zu unseren Gefäßen bringen ist: Damit sie einen Prozess lernen, der sie irgendwann automatisch in die permanente Selbstreinigung" des Gefäßes bringt – in die „schwere GedankenLos!igkeit!" und damit in die Vision ihres Lebens!

Irgendwohin
Musik&Text: Martin Brune http://www.martin-brune.com

leicht ist deine Reise
beschwerlich ist dein Kopf
mal ehrlich, du weißt nicht, wie's weitergeht
und irgendwie herrlich,
so frei zu sein
ohhhh
irgendwie wird's schon weitergehn
irgendwie und irgendwohin
irgendwie wird's schon weitergehn
und irgendwohin und irgendwann

alte Zeiten verblassen im Wind
Blätter von den Bäumen,
hey, die machen doch nur Platz
alte Zeiten verblassen im Wind
Blätter von den Bäumen,
hey, die machen doch nur Platz

irgendwie wird's schon weitergehn
irgendwie und irgendwohin
irgendwie wird's schon weitergehn
und irgendwohin und irgendwann

leicht ist dein Leben

Gedanken erschweren deinen Blick
hast aufgehört, hast aufgehört zu leben
ohhh ich will leben, ich will das Leben erleben

ohhhh
irgendwie wird's schon weitergehn
irgendwie und irgendwohin
irgendwie wird's schon weitergehn
und irgendwohin und irgendwann

alte Zeiten verblassen im Wind
Blätter von den Bäumen,
hey, die machen doch nur Platz
alte Zeiten verblassen im Wind
Blätter von den Bäumen,
hey, die machen doch nur Platz

ohhhh
irgendwie wird's schon weitergehn
irgendwie und irgendwohin
irgendwie wird's schon weitergehn
und irgendwohin und irgendwann und irgendwohin

Die 2. Dimension des Jetzt!
Warum reden viele spirituelle Lehrer vom gegenwärtigen Moment, von der Kraft des Jetzt?

Die Lehrer unserer Zeit, die bis zu der „Kraft des Jetzt" vorgedrungen sind, zeigen zunächst erst einmal, dass sie sich von Lehrkonzepten entfernt haben. Denn jedes Konzept trägt in sich eine Distanz vom Jetzt, eine Art Zeitqualität, und der gegenwärtige Moment kennt keine Vergangenheit und Zukunft. Diese Lehrer befassen sich mit dem Jetzt, da das Jetzt „ist". Denn alles ist nun mal so wie es ist. Eine Argumentation gegen das Jetzt ist also schwer zu führen. Das ist das eine.

Das andere ist, dass genau in dem Jetzt die Kraft liegt, zu erkennen, dass das Jetzt mit dem zu tun hat, was in unseren Köpfen vorgeht. Darin liegt eine große Erkenntniskraft, aber dennoch nicht die Erleuchtung. Warum nur nicht?

Auch hier schien etwas zu fehlen. Warum fühlte ich mich dennoch, auch wenn das Jetzt friedvoll und in Ordnung war, plötzlich mal so, dann mal so? Wieso überraschten mich spontane Gefühle wie Trauer, Wut, Angst obwohl es im nahen „Jetzt" keinen erkennbaren Anlass gab? Selbst diese Erkenntnis konnte nicht meine Gefühle verändern.

Die unglaubliche 2. Dimension des Jetzt!

„...Ich war total aufgeregt – ich war mir sicher, dass ich das Geheimnis fast jedes Unwohlseins gefunden hatte: Die Sternschnuppe kam und ging, aus einem gigantischen (Weltraum), ein Raum, ein Nichts, was dieses ermöglichte. Ohne dieses Nichts, ohne diesen Raum war es unmöglich eine Sternschnuppe zu sein. Die Sternschnuppe konnte „frei" kommen und gehen durch den Raum, durch die Stille, die sie nicht davon abhielt an der Erdatmosphäre zu verglühen. Das Nichts, der Raum schien keinen Widerstand gehabt zu haben, die Sternschnuppe konnte ihren Weg machen, kein Kampf, sich vor Jahr Millionen Jahren im Nichts, im Raum, aus der Stille raus gebären, um dann wieder zu sterben, sich zu verwandeln. Und alles konnte in diesem gigantischen Raum sein, der Raum hinderte die Sternschnuppe nicht daran..."

Der Grund ist eine Art zweite Dimension des „Jetzt" – ich hatte es oben schon ausgeführt: Andere Gefäße (Menschen) können über die Entfernung eine Verzerrung im Körper der anderen Menschen erzeugen, und damit in ihnen für Energieverlust sorgen. Ich gebe zu, das klingt gruselig, ist aber wahr.

So wie andere Menschen Sie (und damit Ihr Gefäß) sehen, welches Bild sie von Ihnen haben, so kann das in Ihnen ein Gefühl des Mangels oder der Größe erzeugen. Daher kommen, ich hab´s selbst erlebt, die meisten Gefühle von Angst, Wut und Ärger.

Die meisten erwachsenen Menschen, die ihre noch lebenden Eltern besuchen, bekommen aus diesem Grund nach einer gewissen Zeit Wutausbrüche: Die Eltern sehen nicht den Erwachsenen, sondern das Kind, und dieses irreale Kindbild verzerrt den Erwachsenenkörper, das erwachsene Kind bekommt Wut. Und das alles geht auch über die Entfernung – nicht unerheblich wenige Menschen bekommen diese Wutanfälle, wenn sie nur 2 Sekunden mit Mutter/Vater am Telefon sprechen. So einfach ist Ihr Gefäß für andere Gefäße verfügbar.

In stiller Nacht

Musik&Text: Martin Brune http://www.martin-brune.com

was machst du nur in stiller Nacht,
wenn du einsam bist, keiner zuhört und weinen willst
was machst du nur in stiller Nacht,
wenn du traurig bist, aber nicht weinen kannst

in diesen Nächten, da wünsch ich mir einen Freund
ein Freund, der mir zuhört und dabei nickt
und jedes Nicken ist ein JA zu dem, was ist
und jedes Nicken ist ein JA zu dem, was ist

was machst du nur in stiller Nacht,
wenn du nicht schlafen kannst, weil du voller Gedanken bist
was machst du nur in stiller Nacht,
wenn die Wolken voller Trauer sind

in diesen Nächten, da wünsch ich mir einen Freund
ein Freund, der mir zuhört und dabei nickt
und jedes Nicken ist ein JA zu dem, was ist
und jedes Nicken ist ein JA zu dem, was ist

was machst du nur in stiller Nacht,
wenn die Einsamkeit Zeuge der Vergangenheit ist
ich mach dann immer Musik an,
auch wenn sie trauig ist, weil sie mir gefällt

in diesen Nächten ist die Musik mein bester Freund
ein Freund, dem ich zuhör und dabei nick
und jedes Nicken ist ein JA zu dem, was ist
und jedes Nicken ist ein JA zu dem, was ist

in diesen Nächten ist die Musik mein bester Freund
ein Freund, dem ich zuhör und dabei nick
und jedes Nicken ist ein JA zu dem, was ist
und jedes Nicken ist ein JA zu dem, was ist

und jedes Nicken ist ein JA zu dem, was ist
und jedes Nicken ist ein JA zu dem, was ist
zu dem, was ist

Vesseling Aufstellungsarbeit

Kaum einer der spirituellen Lehrer dieser Zeit geht auf diese 2. Dimension des Jetzt ein. Im Vesseling Beziehungskurs (Masterkurs) (manche Aufstellungsrichtungen tun das unbewusst) arbeiten wir mit dieser 2. Dimension, die unsichtbare aber äußerst belastende Welt der Beziehungen.

Die meisten aufgestellten Menschen werden da durch Stellvertreter „im Jetzt" ersetzt. D.h. fremde Kursteilnehmer sprechen auf einmal die Worte des eigenen Vaters, eben der aufgestellten Familie. Größer kann der Beweis für die Existenz dieser 2. Dimension des Jetzt nicht sein.

Auch wenn Ihr Vater, Mutter oder Partner im realen Jetzt nicht da ist, so hat sein Gefäß auf Ihr Gefäß eine Wirkung. So wie andere Sie „sehen", so verändern Sie sich. Die Veränderung kann Sie in die Kraft bringen, oder aber auch sehr depressiv stimmen, sogar Ihren Körper verzerren! Für den Verstand unglaublich, sind wir doch alle auf die 1. Dimension des Jetzt konzentriert – auf das was wir „real" sehen, riechen, schmecken, materiell bekommen oder verlieren. Ich weiß nicht wie Ihre Erziehung war, aber in meinem Umfeld war man sich sicher, dass Kinder „nichts" von den Erwachsenenthemen mitbekommen, wenn man nur die Tür zusperrte.

Merken Sie sich diesen Satz: „Wenn andere Menschen Sie, und damit Ihr Gefäß, wirklich loslassen, dann sind Sie endlich frei. Oder noch genauer: Wenn andere Menschen Sie, und damit Ihr Gefäß, wirklich loslassen, Sie dann Ihren eigenen Egokörper auflösen, Sie während dieser Zeit keine belastenden Beziehungen und damit Gefäße um sich haben, (d.h. keine Beziehungswiederholungen suchen), dann ist die Wahrscheinlichkeit sehr groß, dass Sie sich befreien. Dann erkennen Sie wer Sie wirklich sind – Sie fahren ihr individuelles, energetisches Fahrzeug durch die Zeit des Lebens. Sie werden endlich frei.

Das Modell des „Vesseling" (Erleichtern des Gefäßes) ist äußerst einfach und wahrscheinlich deswegen so schwer anzunehmen.

Vollkommen unvollkommen

Musik&Text: Martin Brune http://www.martin-brune.com

und ist doch okay, wenn du mal durchhängst und nicht weiter weißt
bei den andren, da ist's genauso, nur geben sie's niemals zu
und ist doch okay, wenn du mich nicht liebst, so wie gestern noch
bei den andren, da ist's genauso, nur geben sie's niemals zu

nein, nein, hey, das kann ja wohl nicht sein
möchte vollkommen unvollkommen sein
nein, nein, hey, das kann ja wohl nicht sein
möchte vollkommen unvollkommen sein

und ist doch okay, wenn du alt wirst und Falten bekommst
bei den andren, da ist's genauso, nur geben sie's niemals zu
und ist doch okay, wenn du alt wirst und dein Hintern hängt
bei den andren, da ist's genauso, nur geben sie's niemals zu

optimal und effektiv soll unsre Welt sein
hochglanzpoliert und koloriert

nein, nein, hey, das kann ja wohl nicht sein
möchte vollkommen unvollkommen sein
nein, nein, hey, das kann ja wohl nicht sein
möchte vollkommen unvollkommen sein

und ist doch okay, wenn du traurig bist und einsam bist
bei den andren, da ist's genauso, nur geben sie's niemals zu
und ist doch okay, wenn du allein bist und auf die Suche gehst
bei den andren, da ist's genauso, nur geben sie's niemals zu

optimal und effektiv soll unsre Welt sein
hochglanzpoliert und koloriert

nein, nein, hey, das kann ja wohl nicht sein
möchte vollkommen unvollkommen sein
nein, nein, hey, das kann ja wohl nicht sein
möchte vollkommen unvollkommen sein
nein, nein, hey, das kann ja wohl nicht sein
möchte vollkommen unvollkommen sein

Vesseling über den Tod von Popstars:

„Ich dachte aufgeregt weiter: „Was wäre, wenn jede Sternschnuppe eine Blockade, ein Gefühl, ein Gedanke wäre und wir, so wie der Weltraum die Sternschnuppen, alles zulassen würden? Was wäre wenn wir uns mehr mit der Stille verbinden würden, mit dem gigantischen Raum, als uns immer mehr mit unseren Themen und Gedanken zu identifizieren. Was wäre, wenn wir begreifen würden, dass unser Bewusstsein, und damit wir, viel mehr sind als „nur" unsere Gedanken, unsere Gefühle, unser Schmerz?"

Neulich erschrak mich auch mein Erlebnis einer Filmdokumentation über den Tod von Michael Jackson :

Dort wurden Menschen aus „seiner Nähe" interviewt, um die Hintergründe des frühen Endes des „King of Pop" zu ergründen. Da war der Marketing Manager zu hören, sein Producer, seine zig Berater, seine Geschwister, sein Vater, seine Mutter, und noch viele mehr.

„All diesen Menschen war er nah?", fragte ich mich im Moment des Fernsehschauens. Fast all diese Menschen kamen mir als dick gefressene Vampire vor, Menschen, die ein mehrschichtiges Interesse an Michael Jackson gehabt haben müssen und wohl immer noch haben.

Die Interviews wurden an den verschiedensten Orten gedreht, mal in einem gediegenen Wohnzimmer, mal in einer Prunkvilla, mal an einem Pool. Aber was viel interessanter war, war dass alle Interviews mit: „Well, you know….Michael was like that, like that…….." anfingen. Alle schienen genau gewusst zu haben „wie" Michael Jackson war, was er falsch gemacht hatte und was er hätte anders tun können.

Niemand setzte sich selbst in Bezug zu Michael Jackson – ich fand das eigenartig – alle redeten über ihn, also ob sie selbst keine Rolle in seinem Leben gespielt hätten. Die Interviewten schienen ein ziemlich dunkles Beziehungskapitel zu verschweigen – nämlich ihre wahre (Gefäß-) Beziehung zu ihm.

Beziehungen, die in jedem Leben eines Menschen einen erheblichen Einfluss auf die Lebensqualität haben. Wer fühlt sich wohl mit Menschen, die einen hassen? Wer fühlt sich wohl mit Menschen, die immer irgendetwas von einem wollen? Wer fühlt sich wohl mit Menschen, die immer Themen mit einem haben? fragte ich mich.

Wie viel Liebe in der Form von „widerstandslos lieben" war wirklich im Leben des Michael Jackson gewesen?, fragte ich mich. Und mein Körper antwortete „Keine, oder wenig, er muss von Aasgeiern umgeben gewesen sein".

In der Werbepause ging ich auf die Toilette und in der Stille wurde mir plötzlich eines klar – nämlich wer Michael Jackson wirklich umgebracht hatte. „Schade, dass es noch kein energetisches Beziehungsgericht gibt", dachte ich.

Nach der Werbepause ging es weiter und die Reportage nahm eine andere Richtung. Es wurden die wahren Beziehungen zu Michael durchleuchtet und meine Theorie fand Bestätigung – und die interviewten „Zeitzeugen" bekamen auch noch Geld für die Interviews. Von den eigenen Anhängern unter die Erde gebracht, das ist schon Vielen passiert, auch spirituellen Meistern der Vergangenheit. Makaber.

Ich bitte Sie dieses Kapitel: „Vesseling über den Tod von Popstars" noch einmal zu lesen. Vertauschen Sie aber alle „er´s" in „ich". Leben nicht viele Menschen in diesen Beziehungsdynamiken? Lebt nicht jeder, gerade in dieser so gierigen Zeit, wie Michael?

Dunkle Energie - Quantenphysik?

„...In diesem Moment nahm mich ein Wohlgefühl ein. Noch ein paar Stunden vorher empfand ich die Stille wie einen widerspenstigen Esel, weil in der Stille keine Antwort in der Form von Worten kommen konnte, da Worte wie Sternschnuppen sind, da die Antwort auf die Frage die Stille selbst ist, also die Stille nur mit Stille antworten konnte. Und diese Antwort hatte ich bekommen, nur ihre Sprache nicht verstanden..."

Ich selbst respektiere jede Meinung, Richtung, Gegenrichtung, Religion, was auch immer. Denn das, wovon ich spreche, ist im Grunde genommen reine Physik: Jedes kalte Gefäß sucht den warmen Temperaturausgleich und umgekehrt.

Dass sich das „Beobachtete (Gefäß, Mensch) durch den Beobachter (anderes Gefäß, Mensch) verändert, ist nichts Neues, sondern eines der zentralen **Erkenntnisse der Quantenphysik**, was sich zur Zeit nicht wenige in der spirituellen Branche zu Nutze machen.

Das Beobachtete verändert sich durch den Beobachter. „Der Beobachter muss in die Experimente mit einbezogen werden, da er durch die Detektion bzw. Messung des genauen Weges eines bestimmten Teilchens den Ausgang des Experimentes entscheidend verändert (aus Wikipedia „das Doppelspaltexperiment").“ Dieser Satz ist äußerst interessant.

Denken Sie über diesen Satz nach. Was passiert mit Ihrem Körper, wenn Sie mit einem Menschen zusammen sind, der Sie auf ein Minimalbild (z.B. minimales Frauenbild, minimales Männerbild) reduziert? Welche Gefühle entstehen in Ihrem Körper im Zusammensein mit Menschen, die in Ihnen ein (körperlich) erwachsenes Kind sehen? Welche Gefühle entstehen in Ihrem Körper, wenn Sie mit Menschen zusammen sind, die selbst groß sein wollen, aber ihre Identität stärken, in dem sie Sie klein halten?

Die Geschichte zeigt uns viele Beispiele dieser Menschen. Dunkle Energie. Aber es gab auch die Revolutionäre, die das erkannten und nicht damit einverstanden waren. Zum Glück.

Aus meiner Sicht und Erfahrung glaube ich, dass (fast) alle Schwierigkeiten des Menschen aus diesen gestörten (Macht-) Beziehungen kommen. Rauchen, Trinken, Essen hat aus meiner Erfahrung nicht ansatzweise die Kraft, den Menschenkörper so zu zerstören, wie die Kraft der 2. Dimension des Jetzt: Wie andere Gefäße, Menschen, in Ihrer Nähe Sie sehen, und welche Verzerrung dadurch in Ihrem Körper entsteht.

Was kann man aber realistisch tun?

„Auf einmal durchzuckte es meinen Körper und ich WURDE zur Stille. Ich wurde zum Raum und mir kam es vor, als ob ich die Seite gewechselt hätte. Ich beobachtete auf einmal wie mein Körper leichter wurde – die Schwere schien zu schmelzen. Und ich blieb in diesem Wohlgefühl, die Schwere war nicht mehr so schwer, und ich kam mir ein bisschen wahnsinnig vor, weil ich auf einmal mehr auf dem Raum achtete als auf die Sterne. Ich fand auf einmal den Platz zwischen den Sternen viel interessanter als die Sterne selbst. Der Platz wischen den Gegenständen in meinem Schlafzimmer, zwischen den Stühlen, den Blumen, dem Bett und der Nachttischlampe, all das war auf einmal viel aufregender – als die Dinge selbst. Und der Platz „dazwischen" erzeugte ein Gefühl von innerer Leichtigkeit, der Raum, die Stille, der Platz im Außen, schien Raum, Frieden und Liebe im Inneren zu erzeugen"

Wenn nicht das ganze Umfeld des Klienten Vesselingsitzungen macht, dann kann man mit dem scharfen Schwert der Entscheidung belastende Beziehungen verändern. Das meint nicht, dass man allen schroffer Weise sagt:" Ich war bei einem Energieseher, da kam raus, dass Du, so wie Du mich siehst, mich krank machst! Und…Tschüß".

So gewiss nicht. Es geht bei Entscheidungen gegen uns belastende Gefäße und Menschen viel mehr darum, die richtige Dosis im Umgang mit belastenden Beziehungen zu finden. Erinnern Sie sich an meine „Vesseling" Auslegung der Geschichte des Buddha. Sich von Menschen zu trennen bedeutet noch lange nicht, dass diese Menschen UNS loslassen. Und aus der Ferne sind ihre Gefäße dennoch an unseren Gefäßen „dran".

Was lässt andere Menschen an unserem Gefäß dran bleiben? Es ist ihre Absicht. Die Absicht eines Menschen, dass er von Ihnen etwas will, ist das was an Ihrem Gefäß Verzerrungen vollzieht und in Ihnen das Gefühl der Enge und Schwere erzeugt.

Wenn Sie in einem schwierigen Umfeld leben (Familie, Partnerschaft, Beruf, Nachbarschaft) oder aufgewachsen sind, kommen Sie nicht umher, zu lernen, die Absichten auf Sie, die auf Ihr Gefäß gerichtet sind, zu verändern. Auch das kann man im Rahmen von Vesselingsitzungen durch einen Energieseher anhand der gewonnenen Bilder lernen. (Findung von Entscheidungen gegenüber Ihrem Umfeld (z.B. zu klären, was von Ihnen gewollt werden darf, was nicht)

Als ich in den psychiatrischen Tageskliniken war, gab es nicht unerheblich wenige Patienten denen es sofort besser ging, als ihre Mutter/Familie/Partner mit ihnen abgeschlossen hatte. Die vermeintliche Liebe der Mutter (Mutter will ja NUR, dass es dem Kind (schon Erwachsenen) gut geht), war das Zerstörerische! Es klingt makaber, aber es war so. Will Ihre Mutter/Partner/Chef NUR, dass es Ihnen gut geht?

Dieser Mechanismus zwischen der realen Jetzt Welt (1.Dimension (innerer Körper) und der 2.Dimension des Jetzt ist der Grund warum so viele meditierende Menschen über Jahre nicht wirklich weiter kommen und leichter werden: Sie haben nicht gelernt, die Absichten der anderen Menschen zu verändern: depressive, suchende Menschen in den Bergen des Himalaya, oder den Anden, oder auf den Flüssen des Amazonas, mit den kranken (Fern-) Beziehungen auf dem Rücken, die aus der Ferne die Körper verzerren. Das war auch meine Geschichte.

Wenn ich heute mit Menschen arbeite, dann sieht man relativ schnell, abgesehen von der realen Einzelperson, die 2. Dimension des Menschen, dass viele Menschen am Klienten „dranhängen". Uff, welcher Ballast, der sich oft in der Art der Bewegung, Körperhaltung und Gestik zeigt. Wer kann dieses Gewicht nur aushalten, ist der eigene Körper doch schon schwer genug?

Aus meiner Sicht besteht eine wirklich ganzheitliche Befreiung vom Leid aus der Befreiung beider Dimensionen und damit aus zwei Schritten:

1) innere Arbeit: Auflösung des schweren Energiekörpers (dunkle Flecken), damit Auflösung des Egos,

2) äußere Arbeit: Klärung der (Absichts-) Beziehungen im Außen, Entscheidung gegenüber Lebenssituationen..

Wenn du mich lässt
Musik&Text: Martin Brune http://www.martin-brune.com

wenn du mich lässt wie ich bin, werd ich dich lieben
wenn du mich lässt wie ich bin, bleib ich bei dir
wenn du mich lässt wie ich bin, bau ich dir ein Schloss
wenn du mich lässt wie ich bin, Himmel auf Erden
wenn du mich verstehst wie ich bin, werd ich dich lieben
wenn du mich verstehst wie ich bin, bleib ich bei dir
wenn du mich verstehst, zwischen den Worten hörst
wenn du mich verstehst wie ich bin, bleib ich bei dir
nimm mich mit auf Reisen
in den Garten deiner Träume
lass mich der Gärtner sein, deines Denkens
Traumfänger mit Liebe im Herzen

nimm mich mit auf Reisen
in den Garten deiner Träume
lass mich der Gärtner sein, deines Denkens
Traumfänger mit Liebe im Herzen

wenn du mich lässt wie ich bin, werd ich dich lieben
wenn du mich lässt wie ich bin, bleib ich bei dir
wenn du mich lässt wie ich bin, bau ich dir ein Schloss
wenn du mich lässt wie ich bin, Himmel auf Erden

wenn du mich verstehst, Dinge, die ich sage
wenn du mich verstehst, zwischen Worten hörst
wenn du mich verstehst wie ich bin, werd ich dich lieben
wenn du mich verstehst wie ich bin, bleib ich bei dir

komm, nimm mich mit auf Reisen
in den Garten deiner Träume
lass mich der Gärtner sein, deines Denkens
Traumfänger mit Liebe im Herzen

nimm mich mit auf Reisen
in den Garten deiner Träume
lass mich der Gärtner sein, deines Denkens
Traumfänger mit Liebe im Herzen

Die 3. Entdeckung:
Das Lesen der Seelenkarte
(Das energetische Fahrzeug!)

„Mit diesen letzten Gedanken und Erkenntnissen ging ich ins Bett und schlief ein. Die Beantwortung was eigentlich während einer Sitzung passiert, fühlte ich jetzt schon in der Form eines großen Stolzes: Ich lehrte seit Jahren etwas Sensationelles, ohne die Form der Sitzung aus dieser Perspektive gesehen zu haben und mir wurde das tiefe Geheimnis jeglicher Therapierichtung klar: Es war immer der Raum, die Stille, und damit die Liebe die heilt".

Staaten, Staatslenker, Vereine, Clubs, Paarbeziehungen, Gruppen, Musikgruppen, Themen wie die Erziehung von Kindern, Firmen – einfach alles besteht aus den Gefäßen von Menschen und ist damit ein Hotspot der Intentionen und Absichten.

Mittelmäßig aber herrlich glücklich zu sein - in unserer machtbesessenen und mit Konkurrenz behafteten Welt undenkbar - jeder will doch der/ die Größte sein! Nicht wenige Menschen werden am eigenen Erfolg, an der eigenen Verbissenheit krank.

Diese Verbissenheit verbiegt dann das energetische Fahrzeug (nur ein anderer Begriff für Körper oder Vessel), die Seele des Menschen, lässt sie schwer beladen, sie wird „verbogen".

Man wird unglücklich erfolgreich. Man wird unglücklich verliebt. Man zerstört sich selbst, weil die Idee von sich selbst, das Selbstbild NICHT mit dem wirklichen Eigenschaften des energetischen „wohlfühl" Fahrzeugs übereinstimmt. Es geschieht ein innerlicher Riss, eine Verrückung. Daher kommt das Wort Verrücktheit. Man entfremdet sich immer mehr sich selbst gegenüber. Man wird verrückt!

Man muss sich nur mal die verbissenen, zerknautschten Gesichter in den Fußgängerzonen der Städte ansehen - alles Menschen, die den Weg nicht sehen, das „Jetzt" übersehen, eigentlich in Gedanken schon woanders sind, total verrückt sind.

Viele Menschen sind mit anderen Menschen nur zusammen, um nicht allein zu sein. Wie krank muss man erst daran werden, um das zu sehen? Unsere Welt ist eine „um zu" Welt. Das kann es im Sinne der Befreiung natürlich nicht sein. „Um zu" verrückt das Gefäß des Menschen, macht die Körper krank – glauben Sie mir. Neulich schrieb jemand ein Buch mit dem Titel: „Deutschland schafft sich ab" – im Stillen dachte ich mir: „Der Mensch schafft sich ab".

Meistens sind die Absichten in unserer westlichen Welt „um zu" Absichten. D.h. viele Menschen pflegen „um zu" Beziehungen zu anderen Gefäßen. Unternehmen machen Werbung um Gewinne zu erzielen, erfinden Produkte um Umsatz zu steigern. Das ist in erster Linie nicht problematisch nur: Füttern diese Produkte den Egokörper des Menschen oder Unterstützen Sie ihn in der Befreiung? Die befreienden Unternehmen werden die Unternehmen der neuen Zeit sein. Selbst die Fernsehimperien könnten dazu zählen, wenn Sie anfangen würden, leichte, inspirierende Inhalte und Filme zu zeigen.

So schön könnte die Welt sein. Die Vorstellung, dass unsere Kinder auch „um zu" Opfer unserer Welt werden, lässt mich innerlich erstarren. Lassen Sie uns Jetzt! anfangen – natürlich in den beiden Dimensionen des Jetzt.

„Sei Du selbst die Veränderung, die Du Dir wünscht für diese Welt", Mahatma Ghandi.

Ich sing dir dieses Lied
Musik&Text: Martin Brune http://www.martin-brune.com

Ich sing dir dieses Lied, weil du so schön bist
ich sing dir dieses Lied, weil du so hübsch bist
deine wunderschönen Augen
dein zuckersüßer Mund
Ich sing dir dieses Lied, weil du so schön bist

Das energetische Fahrzeug und seine Eigenschaften

„Wenn es nur die Stille ist, die unsere Themen und Widerstände sich im Raum vergehen läßt, warum machen wir dann überhaupt noch eine Sitzung? Mit dieser Frage wachte ich auf. Mir fiel ein, dass ich viele Vorträge aufgenommen hatte und begann einen nach dem anderen zu hören.

Jeden zweiten Tag einen, jeder dauerte ca. 1 Stunde, manche unterbrach ich um sie am nächsten Tag wieder zu hören. Ich hörte auch Vorträge von anderen, schon verstorbenen Meistern, es gab wenige in der heutigen Zeit, bei denen ich während des Zuhörens „Stille" zwischen den Worten, ein „Angekommen sein" spürte."

Das energetische Fahrzeug ist mit einem entleerten Vessel oder einem von Schwere freiem Körper gleichzusetzen. In jedem Menschen steckt ein solches Fahrzeug, welches unbelastet ist. Anders ausgedrückt: Das energetische Fahrzeug sind wir „ohne" dunkle Flecken.

Die Sensation war, als ich entdeckte, dass man durch eine Technik das energetische Fahrzeug eines Menschen sichtbar machen konnte, auch wenn noch dunkle Flecken im Energiefeld waren. Ich fand heraus wie man am dunklen Fleckenköper vorbei reist, um die tiefsten Bestimmungsbilder der Seele hervorzuholen. Denn die Seele ist die, die über unser Glück bestimmt, nicht unser (egomanes) Denk-und Handlungsverhalten.

Es ist also möglich unser „Innerstes" freizulegen, und nicht nur das! Ich fand heraus, dass alle Formen dieser Welt eigene energetische Fahrzeuge haben. Mit Form meine ich Erscheinungsform: Jede Tasse, jede Gabel, jedes Essen, jeder Kerze, jedes Auto, jedes Haus, jeder Hund, jede Katze, jedes Tier, jedes Projekt, jedes Unternehmen, jede Partei, jede Gesellschaft, jedes Land, jeder Kontinent hat ein ureigenes, energetisches Fahrzeug. Das heißt, das jede dieser Erscheinungsform irgendwann geboren wurde und auch, nach einer gewissen Zeit, wieder gehen oder sich verändern werden. Um es kurz zu machen:

Das Wissen um das energetische Fahrzeug finden viele UnternehmerInnen interessant, um herauszufinden, ob ihre Ideen im Bezug auf sie selbst überhaupt anstehen oder nicht. Viele junge Menschen kommen zu mir, um herauszufinden, ob das was ihnen vorschwebt überhaupt zu ihnen passt! Jede Frage während solcher Beratungen ist zulässig, z.B.:

Soll ich die Stelle wechseln, steht das an?

Ich möchte in Spanien eine Filiale aufmachen, steht das in meinem Fahrzeug?
Ich möchte gerne den Beruf XX erlernen, ist das überhaupt mein Ding?
Ich möchte mich selbständig machen, ist das mein Ding?

Ist die Arbeit als Lehrer meins?

Wie soll ich mein Unternehmen umstrukturieren, damit es wachsen kann?

usw., usw., usw..

Das Wissen um das energetische Fahrzeug, und damit um Ihre Seelenkarte, beantwortet eine der existentiellsten Fragen der Menschheit: „Warum bin ich hier?" oder „Warum ist alles so wie es ist?" „Womit werde ich tatsächlich glücklich?" Es liefert Ergebnisse und konkrete Lösungsvorschläge in Sachen Glück, nicht in Sachen „egomanem Wollen".

Im energetischen Fahrzeug steht, womit wir uns wohl fühlen könnten – das ist entscheidend. Das heißt, wer sein energetisches Fahrzeug fahren würde, also lebt, der muss in den „Fluss" kommen, in ein Wohlgefühl.

Woraus besteht nun, mal abgesehen von unserem physischen Körper, unser energetisches Fahrzeug?

Wie ein „reelles" Fahrzeug, hat unser energetisches Fahrzeug innere Eigenschaften.

Da gibt es zunächst mal eine Bremse, um die Geschwindigkeit zu drosseln, mit der wir durch das Leben fahren. Bei den meisten ist diese Bremse permanent gedrückt – ein Porsche mit angezogener Handbremse. Dann gibt es natürlich das Gaspedal und die vielen Instrumente, die uns Auskunft über Temperatur und Geschwindigkeit geben. Seit ein paar Jahren sind Fahrzeuge mit einem automatischen Navigationssystem bestückt, mit dem wir herausfinden können, wo wir sind und welches uns sagt, wie wir irgendwo hinkommen können.

Das energetische Fahrzeug unsers Lebens hat auch Sitze – und je nachdem wie das Fahrzeug beschaffen ist, hat es eine bestimmte Anzahl von Sitzen – und damit auch die Möglichkeit Mitfahrer „im Leben" mitzunehmen.

Wer nur einen Zweisitzer als Fahrzeug hat, der wird wahrscheinlich keine Familie in der klassischen Form haben, aber vielleicht hat das Fahrzeug ja noch einen Anhänger, in dem viele Freunde Platz haben – vielleicht ein Familienersatz.

Das Thema „klassische" Familie ist für viele Frauen und Männer ein großes Thema. Aber vielleicht kann das oben genannte Modell ein wenig Beruhigung schaffen. Denn niemand kann beeinflussen, ob Kinder geboren werden oder nicht. Aus meiner energetischen Sicht stehen Kinder auch im energetischen Fahrzeug oder nicht und zwar auf der Zeitlinie des Fahrzeuges, d.h. der energetische „Zeitpunkt" ist auch klar festgeschrieben. Das erklärt auch, warum es manche Paare jahrelang versuchen und nichts passiert und bei anderen funktioniert es sofort.

Das Thema Kinder und Familie aus der Sicht des energetischen Fahrzeuges entlang einer „was steht eigentlich gerade an" Zeitlinie zu betrachten, kann schon sehr entlasten, da man eigentlich nur Eines tun kann: sich nicht zu sehr zu stressen wegen etwas was (noch) nicht ist. Den Widerstand dagegen, „was noch nicht ist" ließe sich durch Energiearbeit auflösen.

Wer einen Bus als energetisches Fahrzeug sein eigen nennt, der hat wahrscheinlich das Zeug dazu, Menschen zu führen, ein Popstar oder Comedian zu werden, oder aber eine Firma mit mehreren Angestellten zu leiten. Auch das steht im energetischen Fahrzeug, fest eingebrannt. Alles hat seinen Sinn, es gibt einen „energetischen" Sinn des Lebens.

Ich weiß, dass ich hier spätestens an einer Stelle des Buches angekommen bin, mit dem viele nicht einverstanden sind, bzw. sein wollen. Das liegt daran, dass die meisten Menschen an einem Konzept festhalten, das ein gelebtes Konzept der Eltern, der Gesellschaft war: Wenn man sich anstrengt kann man alles erreichen und glücklich werden.

Kann man aber nicht!

Man kann nur mit dem glücklich werden, was im energetischen Fahrzeug steht!

Glück steht in jedem Fall im energetischen Fahrzeug, es sind immer die Widerstände gegen das was ist, die uns unglücklich machen.

Den meisten Lesern macht die Vorstellung Angst, dass alles im energetischen Fahrzeug festgelegt ist. Der Kontrollwahn der meisten wird angetickert, jedem Kontrolltyp und Phantasten treibt es Schweißperlen auf die Stirn, weil jeder Kontrolltyp weiß, wie andere Menschen leben und denkt, er müsse mindestens gleichwertig leben. Und jetzt schreibt ein Martin Brune, dass das nicht ein erfolgreiches Lebenskonzept sein kann.

Ich bin ein Seismograph

„Der Grund warum also eine Vesseling Sitzung so sein muss wie sie ist, ist in der Funktionsweise unseres Egos zu finden, welches sich meist über Jahrzehnte aus dem ständigen Erzeugen von Widerständen, und damit Erzeugen von „Nicht Raum", Verdichtung gebildet hat. Denn nichts anderes ist ein Thema: „Nicht Raum, Nicht Stille, Nicht Liebe". Ein Thema ist immer eine Art Verdichtung, eng, wird zu einem Problem. Je mehr wir über ein Problem nachdenken, desto enger wird es im Körper."

Zu mir kommen auch Musiker, Kabarettisten, Künstler, die kurz davor sind bekannt zu werden. Sie leiden. Sie spüren einen enormen Druck und wissen nicht woher dieser kommt. Wie soll das erst werden, wenn Sie so richtig bekannt sind? Bei allen Anfragen versuche ich die Seelenkarte zu bestimmen, das womit sie das Gleiche weitermachen können, aber sich deutlich wohler fühlen. Ich lese ihr energetisches Fahrzeug in Sachen: „Wie schaffe ich es weniger Druck zu haben, aber den Durchbruch zu schaffen". Es gibt übrigens keinen wesentlichen Unterschied zwischen Unternehmern und Künstlern. Alle tun etwas für andere Menschen, begeben sich so in die verschiedensten Beziehungsdynamiken.

In Unternehmerkreisen erhielt ich sehr schnell einen Spitznamen: Der Seismograph (nicht, das mir diese Bezeichnung sonderlich gefällt :-)!). Durch meine Entdeckung von Vesseling und den gelehrten Techniken, vor allen Dingen der Arbeit mit vielen Menschen, wurde ich über die Jahre immer sicherer. Ich hatte schon seit meiner Kindheit diese Fähigkeiten in mir, bzw. dieses energetische Fahrzeug des hochsensiblen „Sehers".

Ich ging durch eine Firma und konnte in jedem Raum „riechen", erspüren, wie die Angestellten zur Firma standen, ob die Luft nach Konflikten, unausgesprochenen Dingen, schlechter Atmosphäre oder problematischen Kundenbeziehungen roch.

Ich kann das Gebäude der Firmen schnell energetisch einschätzen, ob es eine Belastung trägt - das sind alles Dinge, die dann auch den Kunden erreichen. Jedes Geschäft ist von Mensch gemacht.

„Der Fisch stinkt immer vom Kopf „- auch das stimmt - teilweise, aber nicht immer. Ich spreche mit den Inhabern oder Geschäftsführern mehrere Stunden, um ein Bild zu bekommen.

Aus dieser Gesamtheit entwickele ich dann eine Art Unternehmens-Seelenkarte, die dann hilft, nach ein paar Tagen die richtigen Entscheidungen zu treffen, um das Unternehmen wieder „höher" schwingen zu lassen.

Die Klärung der menschlichen Beziehungen, gerade unter den Mitarbeitern ist da der Hauptfokus. Für Unternehmen habe ich ein Seminarkonzept entwickelt, welches immer darauf abzielt, das Unternehmen in höhere Zufriedenheit zu bringen, vom Geschäftsführer bis zur Putzfrau: Denn Alles ist eins.

Leider ist die Nachfrage nach diesem Coaching für Unternehmen so hoch, dass wir derzeit nicht genügend energetische Berater haben. Denn im energetischen Fahrzeug des Beraters muss natürlich beides fließen: „Unternehmer- und Vesselingherz". Ich selbst nehme vereinzelt Beratungsanfragen entgegen, wenn ich mich teilen könnte, dann wären es mehr. Es gibt so viel zu tun.

„Ich war früher ein extremer Phantast, mein Kopf war größer als ganz Köln. Ich war ein „ich kann alles werden Glaubenskrieger". Ich wollte alles haben, alles werden, alles können, alles leben, alles, alles, alles. Glauben Sie mir, 90 % von dem, was ich aktionistisch tat, hat mir mehr Schererein eingebracht als Glück, denn ich hatte das falsche „Futter", die falsche „LebensEnergie" erzeugt, die mich krank werden ließ. Das Leben kennt eine klare Sprache: Resultate in Form von Wohlgefühl oder Leiden!"

So war ich früher - aber weiter zu den Eigenschaften des Fahrzeugs:

Mal abgesehen von den Sitzen, der Inneneinrichtung, gibt es im Innern Ihres energetischen Fahrzeuges noch so etwas wie einen Bereich der besonderen Talente. Das sind ebenfalls Eigenschaften eines Menschen, die bei jedem verschieden sind. In diesem Bereich steht geschrieben, welches Talent Ihnen angeboren ist, welches Sie in Leichtigkeit leben könnten, wenn Sie es leben würden.

Das ist ganz entscheidend: Es sind Talente, die Ihnen persönlich leicht fallen würden im Außen zu leben.

Teilnehmer der Energieschule lernen einen energetischen Aufräumprozess (mit Start Basiskurs - im Seherkurs wird es noch klarer!), in dem diese Talente wieder zum Vorschein kommen können, durch das Entfernen vom Ballast des energetischen Fahrzeugs.

Da jeder Mensch ein anderes energetisches Fahrzeug hat, hat auch jeder andere Talente und Begabungen. Viele Menschen verbinden mit dem Thema Talente und Begabungen Künstlerisches, was aber eine viel zu enge Auslegung ist.

Zur Zeit sind Shows hipp á la „Deutschland sucht den Superstar", oder „Germany's next Topmodel", aber ein besonderes Talent könnte auch sein, z.B. in schwierigen Situationen einfach die Ruhe zu bewahren. Wer kann das schon? „Ruhe bewahren" – ein Wahnsinns Talent – gerade in der heutigen Zeit.

Klar, dass sich ein Jugendlicher lieber als Popstar schmücken würde, als mit: Mein Talent ist, Ruhe zu bewahren. Sehr unsexy und unbefriedigend. Aber stellen Sie sich doch mal vor, es gäbe Shows wie „The next Ruhebewahrer" , „The next nette Geschäftsführerin", „The next Mutter von drei Kindern und Geschäftsführerin"... Das klingt zunächst skurril , zeigt aber auf eine klägliche Weise, wie eingeschränkt der Fokus der Gesellschaft (in unserer Welt) ist: Viele wollen Popstar werden, andere Talente in ihrer mannigfaltigen Art werden minder wertgeschätzt.

Jeder Mensch hat also seine typischen Eigenschaften und Begabungen. Das ist ein Grund warum nicht jeder „in allem" richtig gut werden kann. Er könnte aber in dem richtig gut werden, was er wirklich von seinem energetischen Fahrzeug her kann.

Die meisten Menschen verbinden Talente mit der Ausprägung in Berufen. Berufe sind aber auch nach einem klar definierten Nutzen ausgerichtet. Niemand bräuchte eine Kosmetikerin, wenn es keinen Bedarf nach „mehr" Schönheit geben würde, genauso Schönheitschirurgen. Niemand bräuchte Architektinnen, wenn keine Häuser gebaut werden würden. Niemand bräuchte einen Müllmann, wenn kein Müll anfallen würde, niemand bräuchte einen Postzusteller, wenn es keine Briefe und Pakete gäbe und niemand bräuchte einen Tiefbauarbeiter, wenn es keine Kanalisation gäbe. Könnten Sie sich vorstellen, in diesen Berufen glücklich zu werden, ihr energetisches Fahrzeug zu leben?

Glauben Sie mir – auch in diesen Berufen gibt es Menschen, die „ihr" energetisches Fahrzeug leben und damit sehr zufrieden sind. In Köln gibt es singende Müllwagenfahrer. Das sind Helden in orange.

Und wie in allen Berufen gibt es auch die, die etwas anderes werden wollen und versuchen, sich krampfhaft zu verändern – gut, da ist dann wohl noch Freiräumungsarbeit, was das versandete, energetische Fahrzeug angeht, zu tun.

Denn dieser Krampf hinterlässt sichtbar am eigenen Körper seine Spuren - ich erwähnte schon die egomane Verbissenheit des Menschen, der immer irgendwas „will".

Stellen Sie sich vor, wie schön Sie werden würden, wie die Falten, die Verhärtungen im Gesicht verschwinden würden, wenn Sie endlich Ihr energetisches Fahrzeug leben.

Die, die diese „Freiräumungsarbeit" der inneren Blockaden tun, sind auch wahre Helden.

Das energetische Fahrzeug - kann ich alles sein und damit glücklich werden?

„Das war also die Lösung, ich musste möglichst schnell etwas finden, was meine Aufmerksamkeit wieder auf mich, bzw. auf meine innere Energie lenkt, um meine Lebensflamme wieder größer zu machen."

Nein! Denn noch einmal: Was ist der Lebenssinn? Anfangs hatte ich angeführt, dass wir dieser Welt dienen sollen, wir sollen ihr nützlich sein.

In meinen Vorträgen höre ich manchmal: „Welchen Sinn sollte es haben, ein ganzes Leben leiden zu müssen, z.B. schwer krank zu sein?"

Wer unter Schmerzen leidet, dem dürfte es sehr schwer fallen, sich als „seines Glückes Schmied" zu bezeichnen.

Die Wahrheit vom Glück ist, dass es dem Leben egal ist, ob wir glücklich sind. Glück ist Chefsache, und der Chef sind wir!

Keiner hat uns gefragt, ob wir geboren werden wollen. Wir sind geboren und damit diesem Leben ausgesetzt worden mit unseren Eigenschaften, Talenten und Möglichkeiten, mit unseren hellen und dunklen Seiten.

Unser energetisches Fahrzeug hat unseren Körper geformt und uns auf eine Zeitlinie gesetzt, d.h. „energetisch" ist auch klar, wie lange die Reise auf dieser Welt dauert. Entlang der energetischen Zeitlinie machen wir unsere Erfahrungen, so oft und so viele dort vorgesehen sind.

Wenn ich zurückblicke war ich über 30 Jahre lang eigentlich depressiv. Seit über 16 Jahren nicht mehr.

Das ist toll, aber es hätte auch anders kommen können, nämlich, dass ich auf der Straße lande, oder wieder in der Tagesklinik. Die wenigsten, die so weit unten waren wie ich, schaffen es so weit wie ich. Beweis dafür, dass es noch eine andere Kraft gegeben haben muss, die mich in eine andere Zukunft hat treiben lassen - mein energetisches Fahrzeug.

Was lässt sich nun durch die Bewusstseinsarbeit an sich selbst verändern?

„Ich hätte nie gedacht, dass der Körper wie ein Gefäß ist, was Energie speichert. Das mir Neue war, dass der Körper einen „Ausknopf" hatte, anscheinend unberechenbar, auf einmal kommt der Notaus: Burnout.

War der Körper wirklich so unberechenbar? Heute weiß ich, dass er es nicht ist. Der Körper schickt uns permanent Signale. Gefühle, Schmerzen und: Gedanken – alles „Notaus" Vorzeichen. „

Es hat in unserer Gesellschaft sehr zugenommen, dass Menschen anstreben, jemand zu werden oder zu sein, der ihnen überhaupt nicht gerecht wird. Die Bewusstheit auf uns selbst lässt sich also verändern und stärken, eines der Intentionen der Energiekurse.

Denken wir an „Deutschland sucht den Superstar", an das Phänomen der vielen jungen Menschen, die sich in dieser Castingshow vorstellen und allen Ernstes glauben, sie hätten musikalisches Talent, sie hätten eine Stimme, die es wert ist, dass man ihnen zuhört. Die glauben, sie seien Menschen, die eine solche Präsenz entwickeln könnten, dass sie unbedingt auf die Bühne gehören – vor ein großes Publikum. Wir amüsieren uns über die missglückten Auftritte in den Vorentscheidungen, wir lachen, weil es uns selbst etwas peinlich berührt, dass Menschen sich und ihre Talente so sehr fehl einschätzen. Diese Show ist ein gutes Beispiel für das Nichtwissen um seine Talente, seiner energetischen Fahrzeuge. Im Grunde ist es richtig, dass die Jury – allen voran Dieter Bohlen – den Menschen in dieser Show so klar und schnell deutlich macht, dass sie sich in ihrem Leben lieber anderen Inhalten zuwenden sollten. Nur welchen? Die Menschen, die so überzeugt waren, ein Superstar werden zu können, werden es vielleicht niemals herausfinden können. Das Wissen um sein energetisches Fahrzeug ist der Schlüssel zu allem.

Nicht jeder kann Popstar, Fußballer, Künstler oder Pilot werden. Auch wenn es einem in unserer Gesellschaft oft eingeredet wird und auch wenn es uns viele Bücher nach dem Motto „Du kannst alles erreichen" versprechen.

Nicht jeder kann ein guter Lehrer, Arzt, Gärtner, Schriftsteller, Verkäufer, Kindergärtner werden. Versucht man es doch, wird man erheblich mehr Zeitaufwand und Energie verbrauchen, da man in ein Konzept von „wer ich sein will" investiert, und „Konzepte", die nicht „aus sich" heraus betrieben werden, kosten Zeit und Geld – man wird sich bald leer oder sich falsch genährt fühlen. Man verbiegt sich, man wird daran irgendwann verrückt.

Viele tun es so wie ich damals, sie streben ein Sein an, das ihnen nicht entspricht. Bei den meisten wird es nicht zu so massiven Zusammenbrüchen kommen, wie bei mir und doch haben viele oft das Gefühl, dass etwas nicht stimmt. Sie fahren nicht so gut wie sie vielleicht in einem anderen Bereich vorankommen könnten. Die Energiezufuhr, der Sprit, den sie bekommen, nährt sie nicht wirklich.

Sie fühlen sich unterversorgt oder ausgebremst. Und sie halten dennoch an ihrem Lebenskonzept, das ihnen eingeredet wurde oder sie sich selbst auferlegt haben, fest.

Denn Veränderung bedeutet Veränderung und vor dieser scheuen die Meisten zurück, da sie auch Energie kostet und schmerzhaft sein kann. Und wer garantiert einem denn, dass danach wirklich alles besser im Fluss ist? Wer garantiert einem, dass man in einer neuen beruflichen Position oder an einem anderen Ort oder mit einem anderen Partner – oder sogar ohne – glücklicher ist?

Viele Menschen wollen Garantien, absolute Sicherheit. Ich kann mit Sicherheit sagen, dass es diese nicht gibt, solange man sein energetisches Fahrzeug nicht erkennt und annimmt, denn solange wird es einem nicht gut gehen.

Das Leben ist keine Probefahrt

„Die meisten Menschen halten „Denken" für normal, halten Gedanken über das so „problematische" Leben für normal. Weil es alle tun. Weil

alle leiden. Weil alle egoman sind. Jeder Gedanke, der nicht der hellen, lodernden Lebensflamme entspringt, sondern dem egomanen dunklen Fleckenkörper und damit immer ängstlich und sorgenvoll ist, ist ein Warnzeichen, eine Art Vorstufe zur Beschwerung des Geistes, die auch den Körper beschweren wird."

Das Leben ist keine Probefahrt, weil unsere Zeitlinie nicht unbegrenzt ist. Wir alle wissen das, auch wenn wir uns das als Jugendliche nicht vorstellen können, weil wir das Gefühl haben, noch sehr viel Leben vor uns zu haben, noch sehr viel Zeit und Energie, um eines Tages endlich das zu tun, was unserem energetischen Fahrzeug entspricht.

Dabei bedenken wir nicht, dass wir auf diese Weise viel Zeit und Energie sinnlos verschwenden, dass diese nicht wieder einholbar sind. Oder wir tanken so viel schlechte oder falsche Energien, dass diese uns unglücklich oder krank werden oder sogar kaputt gehen lassen. So wie bei einem Fahrzeug, das falsch betankt wird, so dass es nur noch schlecht oder gar nicht mehr fahren kann. Unser Antrieb geht kaputt, manchmal irreparabel. Leider habe ich in der Psychiatrie einige Menschen, die keinerlei Antrieb mehr hatten, erleben müssen.

Jemand, der seine Talente ausübt, wird es mit einer Leichtigkeit tun. Ein Pianist, der eine Begabung hat, wird immer besser spielen als einer, der zehnfach so viel übt als der Begabte. Denn er ist im Fluss, er macht das „Seine". Das Seine ist sein Sein. Wer etwas anstrebt, das er nicht ist, wird es nicht nur schwer haben, sondern sich auch eines Tages nach dem Sinn seines Lebens fragen. Der Sinn ist das Sein!

Wenn man das tut, was man am besten kann, wird man es mit Liebe tun. Alles, was man mit Liebe tut, tut man gut. Das dient den Menschen – im Großen und im Kleinen.

Der Sinn des Lebens?

Fast alle Menschen stellen sich irgendwann die Frage nach dem Sinn des Lebens. Die meisten finden keine Antwort darauf. Fast alle Menschen stellen sich die Frage nach dem Sinn ihres Lebens erst, wenn ihnen ihre Lebensführung zweifelhaft vorkommt, wenn sie mit Enttäuschungen, Schicksalsschlägen oder Anforderungen an ihr Leben zu tun haben, die sie überfordern oder unglücklich machen. Es gibt unzählige vage Antworten auf die Frage nach dem Sinn des Lebens, im Internet hat man etwa 1,6 Millionen Treffer, wenn man danach sucht, doch welche Antwort ist die richtige?

Die Frage nach dem Sinn des Lebens ist die Frage: Wozu lebe ich? Welche Bedeutung hat die mir gegebene Lebenszeit? Für mich, für andere? Sollte es darum gehen, im Leben vor allem Dinge zu tun, die einen selbst froh machen und anderen zugutekommen? Mit seinem Tun glücklich zu werden und anderen zu dienen, kann man nur durch Tätigkeiten erlangen, zu denen man berufen, zu denen man energetisch gemacht ist. Doch wie erkennt man das? Wodurch? Und kann man herausfinden, wenn man schon seit vielen Jahren oder gar immer gegen sein energetisches Fahrzeug gelebt hat, wozu man auf dieser Welt ist?

Ja, man kann es herausfinden. Das Lebensalter ist dabei vollkommen egal. Je früher desto besser.Jeder Mensch hat einen höchstindividuellen Lebenssinn. Jeder Mensch kann auf seine Frage, mit welchen Begabungen, Talenten er den Menschen dienen sollte, eine Antwort bekommen. Es wird neben meiner bisherigen Arbeit an Visionsfindungen und Auflösungen von Blockaden im Rahmen der Energieschule ein ganz neuer Ansatz sein: Das Sichtbarmachen von energetischen Fahrzeugen.

Sichtbarmachen des energetischen Fahrzeuges

„...Ich wusste auf einmal wie wichtig es ist GedankenLos! und damit LeidenLos! zu werden in einer Zeit, in der Medien, die nun mal auch von egomanen Menschen erzeugt werden, immer mehr Lärm, Inhalte und Geschichten produzieren, die unseren Schmerzkörper mit Geschichten nähren – der Hauptgrund warum in Nachrichten nur Katastrophen berichtet werden – die Egos brauchen diese Nahrung und die meisten Industrien verdienen damit ziemlich viel Geld. Makaber. ...“

In den letzten Jahren habe ich viel mit jungen Erwachsenen gearbeitet. Auffällig ist, dass sie viel deutlicher als Erwachsene wissen, welches ihre Talente sind.

Aber mit jedem Jahr, das sie entgegen ihrem ureigenen energetischen Fahrzeug leben, wird ihr Motor mehr versanden, ihre Ladefläche wird mit unnützen Wissen immer mehr beladen, sie tanken unentwegt falsche Energien, fahren mit angezogener Handbremse oder geben viel zu viel Gas.

Irgendwann stoßen sie an ihre Grenzen und beginnen nach dem Sinn des Lebens zu fragen. Friedrich Nietzsche hat gemeint: „Der nach dem Sinn des Lebens fragt, ist bereits krank." Ich würde sagen, wer nach dem Sinn des Lebens fragt, ist in einer Situation, in der er den Mut aufbringt, ,Stopp' zu sagen und eine Veränderung zu wagen, auch wenn diese schmerzlich sein könnte. Solche mutigen Menschen kommen in unsere Energiekurse, Menschen, die „altes" hinter sich lassen wollen.

Mit den seherischen Fähigkeiten, die ich über die Jahre in meiner Arbeit entwickelt habe, kann ich das energetische Fahrzeug sichtbar machen. Durch meine jahrelange Sitzungsarbeit kann ich unterscheiden, ob ich in dem Menschen eine Blockade in Form „Widerstand gegen das was ist" sehe oder sein energetisches Fahrzeug. Welches sind die Blockaden, die durch das jahrelange in-den-Sand- fahren entstanden sind?

Und welches ist das energetische Fahrzeug, das endlich in seinem ihm gegebenen Tempo fahren und betankt werden will?

Das ist die große Kunst, die man erlernen muss, um als Berater in meinem Team arbeiten zu können. Man muss lernen empathisch zu sein, sich mit den seherischen Fähigkeiten 100% auf die Seite des zu beratenden Menschen bringen. Das bedeutet, sich selbst in einem hohen Maße zu kennen, um zwischen dem eigenen und dem anderen energetischen Fahrzeug zu unterscheiden. Wenn Sie die Ausbildung zum energetischen Berater interessiert, dann sprechen Sie uns an. In einem Masterkurs der Energieschule, kann der Energieseher (nach Abschluss von Basis-,Seher- und Visionskurs) sein Wissen um die Welt der Energie erweitern.

In dieser Zusatzausbildung lernt der Teilnehmer Tools und Techniken, um den Weg des energetischen Beraters anzutreten.

Die wichtigste Arbeit lernt der Teilnehmer aber schon ab dem Basiskurs, Seherkurs bis zum Visionskurs: die Freiräumungsarbeit des energetischen Fahrzeugs - und damit die so wichtige Freilegung „verschütteter" Talente und Begabungen.

Aus der Praxis - über die Beratungen

„...Amerikaner haben über die Identifikation der Deutschen mit ihrem Schmerzkörper ein Wort erfunden: „Germanangst!". GedankenLos! zu

werden schien also zu bedeuten „ohne Identifikation mit einem dunklen Fleckenkörper zu „sein". Ich setzte meine Studien fort, welche immer mehr zu Selbstversuchen wurden. Ich vereinbarte für die nächsten Wochen 3 Sitzungen pro Woche .... „

Ich habe manche Menschen beraten die zum Beispiel das konkrete Problem einer Unternehmensübergabe beschäftigt, die Beantwortung von Fragen zum Unternehmensstandort, strategische Eheauflösungen, firmenpolitische Positionierungen, was auch immer. Die Beratungsanfragen sind so komplex wie die Menschheit und die Welt selbst ist.

Dabei wird klar was man zu den Beratungen mitbringen muss: Natürlich sich selbst und möglichst konkrete Beratungsanfragen á la : „Wie soll ich dieses Thema / Problem" lösen? Denn das Geheimnis in der Beantwortung von komplexen Fragen liegt im energetischen Fahrzeugs des zu Beratenden selbst!

In jedem von uns steckt die Lösung aller Probleme - nur sind sie uns nicht bewusst! Das ist das was während der Beratungen (egal ob Workshop oder Einzelsitzung) passiert: Sie bekommen eine erste Idee und Inspiration über Ihre individuelle, realistische Wohlfühllösung! Sie werden überrascht sein, welche Antworten Ihr energetisches Fahrzeug liefert!

Menschen, die in die Beratungen kommen, haben eine konkrete Frage zu ihrem Leben, manchmal auch ein Leiden. Da war der Arzt, der mich konkret fragte, ob es für ihn richtig sei, für sich und seine Familie ein Haus zu kaufen und ob seine Frau und er sich für ein drittes Kind entscheiden sollten. Da ist der Abteilungsleiter, der wissen wollte, wie er seine Scheidung am schmerzlosesten für seine Frau und sich bewältigen könnte.

Neulich war ein sehr erfolgreicher Unternehmer bei mir, der, um sein Geld sinnvoll anzulegen, u.a. eine Hausverwaltung gegründet hatte. Er kam mit starken, schon lange anhaltenden Rückenschmerzen zu mir. Ich habe gesehen, dass diese Hausverwaltung nicht seinem energetischen Fahrzeug entspricht. Diese Hausverwaltung kam in dem Bild, das ich von ihm sah, gar nicht vor. Inzwischen hat er diese Hausverwaltung aufgegeben – und seine Rückenschmerzen sind verschwunden.

Es kommen viele Frauen, die berufstätig sind, und oftmals sehe ich, dass diese Berufstätigkeit nicht in der gelebten Form (Vollzeit) in ihrem energetischen Fahrzeug steht, sondern eher eine stressfreiere Variante. Kein Wunder, dass also der Alltag stresst.

Ich berate auch ganze Unternehmen. Nachdem eines Tages ein Firmenbesitzer bei mir war, kam er anschließend mit seinen sechzig Angestellten. Ich habe mit allen gearbeitet und gesehen, wer auf welchen Platz in dem Unternehmen am besten positioniert sein könnte. Es ist sehr beeindruckend, wie kraftvoll ein Unternehmen wird, wenn jeder Mitarbeiter - seinem energetischen Fahrzeug entsprechend - den richtigen Platz einnimmt. Ich sehe ebenfalls, an welchen Stellen in Firmen „outgesourced" werden sollte, in welchen Bereichen sich Unternehmen zu sehr verlieren, also unnötige oder falsche Energie investieren, ohne dass es jemals zum Erfolg führen wird. Ich kann Ihnen auch spiegeln, ob Ihr Verhältnis zu Kunden gesund ist.

Oder da war die junge Mode-Unternehmerin (27), die Standorte im Ausland eröffnen wollte. Man konnte im energetischen Fahrzeug erkennen, ob diese Standorte gerade anstanden oder nicht. Das Bild erzeugte eine Vergrößerung der Zweifel der Klientin, ob die Idee richtig sei oder nicht. Jeder Zweifel manifestiert sich. Die Modeschöpferin entschied sich schließlich, noch ein Jahr damit zu warten. Rückmeldungen ergaben, dass ihre Idee, Standorte zu eröffnen, richtig war, aber der ursprünglich angestrebte Zeitpunkt tatsächlich zu früh gewesen wäre.

Der Programmdirektor eines Fernsehkanals (49) stand vor der Entscheidung für eine TV-Serie. Er rang mit sich, vertraute seinem (eigentlich immer guten) Bauchgefühl nicht mehr. In seinem Fahrzeug war er mit Familie und Freizeit zu sehen, nicht mit noch mehr Arbeit durch eine neue TV-Serie. Der Klient spürte zunächst Druck, merkte später, dass Zurücktreten ansteht, wofür er sich nach einem Jahr dann auch entschied.

Eine Frau, Mutter von zwei Kindern, die Zuhause geblieben war und in Teilzeit einen leichten Job ausübte, wollte sich mit 42 selbstständig machen, Kunden akquirieren, selbst davon leben können und finanziell unabhängig sein. Sie hatte einen Mann, mit dem sie sich nach wie vor gut verstand, von dem sie auch lebte, hatte viele Freundinnen, mit denen sie sich traf u.v.m. Im energetischen Fahrzeug stand ein Nebenberuf, leichte Arbeit, viel Freizeit und dass ein Mann für das Finanzielle sorgt. Sie erkannte, dass sie eigentlich schon alles hatte, bildete jedoch zunächst einen Widerstand gegen ihr energetisches Fahrzeug und fragte mich, warum sie dennoch nicht glücklich sei. Ihr energetisches Fahrzeug hat ihr klar gemacht, dass sie das, was sie hat, annehmen und sich von ihrer falschen Vorstellung, eine erfolgreiche Geschäftsfrau sein zu wollen, lösen müsse. In der nächsten Sitzung war sie sehr berührt, weil sie erkannte, dass sie tatsächlich bereits das hatte, was sie wollte, und einer falschen Vorstellung hinterher gelaufen war. Sie genießt inzwischen ihr Leben mit dem was ist.

Nach den Beratungen trifft dann jeder Einzelne seine Entscheidung, ob er in seinem Leben etwas verändern wird oder nicht. Ich habe erlebt, dass Musiker nach meinen Beratungen viel mehr aus ihrem Körper heraus auf ihrem Instrument spielten, Maler nicht mehr nur über den Kopf ihre Bilder kreierten, Schriftsteller lernen „aus dem Bauch", aus ihrem energetischen Fahrzeug zu schreiben. Viele der Beratungsklienten besuchten nach den Sitzungen die Energieschule. Wir haben schon große Spa-Hotels beraten, weil es auch hier um die Erzeugung von Kräften geht, die freigelegt werden sollten. Architekten finden die Beratungen hochinteressant, auch Psychologen und Ärzte, die etwas über Energietechniken lernen.

Mir ist eine gewisse Hochsensibilität gegeben, die zwar manchmal anstrengend ist, doch ich wehre mich nicht dagegen, sondern wandle sie um, um in meiner Arbeit als Energieseher gut zu sein. Damit diene ich den Menschen – und das ist es, was mir in meinem energetischen Fahrzeug gegeben ist. Schon in alten Kulturen wurden hochsensitive, energetische Berater hinzugezogen, wenn es um Projekte oder Lebensentscheidungen ging – egal ob persönlich oder ‚geschäftlich'.

Der Energieseher löst nicht die Probleme anderer, sondern dient durch seine Spiegelung als Inspirationsquelle. Dies ist von unschätzbarem Wert, denn der Klient findet Antworten auf konkrete Fragen zur Berufung, zur geeignetsten Form der Partnerschaft bis hin zu unternehmerischen Vorhaben. Ich berate viele Führungskräfte von Unternehmen, Mittelständler, Berufseinsteiger und Menschen, die ihre neue Berufung finden möchten.

Unternehmen sind Beziehungen - und wieder die klärende Kommunikation

„....Es muss wieder an der Stärke der Realität liegen, stelle ich im Jetzt fest, aber im „Jetzt" ist gar nichts Schweres passiert!? Im „Jetzt", d.h. in meinem Zimmer ist keine reale schwere Situation entstanden. Woher kommt nur diese Energie? Es scheint eine Art „kollektives Feld" zu geben, eine Art kollektive Energie. Ich lebe in Köln, eine große Stadt. Diese kollektive Energie bildet sich überall wo viele Menschen sind. Da die meisten Menschen starke dunkle Fleckenkörper haben, bildet sich also auch eine kollektive dunkle Fleckenenergie. Diese dunkle Fleckenenergie braucht sehr viel Aufmerksamkeit und sobald die eigene Aufmerksamkeit auf diese kollektive Energie, d.h. nach „Außen" geht, wird man, d.h. der Körper - von ihr hereingezogen. Das war die Erklärung und wieder gleichzeitig die Lösung: man muss, auch wenn die äußereren Energien schwer sind „mit sich", mit der eigenen Quelle verbunden bleiben. Das ist die Rettung....."

Bisher haben wir uns um ein energetisches Fahrzeug gekümmert, um das Modell zu entwickeln. Viel komplexer werden die Zusammenhänge, wenn mehrere energetische Fahrzeuge zusammentreffen, d.h. miteinander in Beziehung treten. Das ist in Unternehmen so, in Vereinen, in Städten, selbst eine Familie könnte man als Unternehmen bezeichnen, im Sinne von „unternehmen".

Wenn also mehrere energetische Fahrzeuge aufeinander treffen, entstehen sämtliche Beziehungsdramatiken, die man sich vorstellen kann - im positiven, als auch im negativen Sinne.

Die Kernmerkmale eines jeden energetischen Fahrzeuges (damit jeglicher Dramatik) sind:

1. Es braucht LiebesEnergie in allen Formen. (Aufmerksamkeit, Bestätigung, Macht, Geld u.v.m)

2. Es bewegt sich auf einer Zeitlinie, auf der gewisse Erfahrungen festgelegt sind.

3. In Bezug auf jede Beziehung, ob zu einem Kollegen, zu einem Kunden oder zu einem Partner, ist die Dauer der Beziehung in jedem einzelnen Fahrzeug festgelegt.

Ein Unternehmen ist nichts anderes als eine Ansammlung von energetischen Fahrzeugen, die alle drei Kernmerkmale leben.

Die Befriedigung des ersten Merkmals, der Fakt, dass jeder Mensch Aufmerksamkeit und Bestätigung braucht, birgt schon in sich erhebliche Frustration, wenn diese LiebesEnergie in Unternehmen nicht zu fließen beginnt. Das scheint eine der Kernaufgaben einer jeden Führungsperson zu sein - diese Energie zu geben. Aber wie soll das gehen, wenn es viele Mitarbeiter sind?

Wenn Mitarbeiter diese Energie nicht bekommen, merken das auch die Kunden, die ja auch Menschen, also energetische Fahrzeuge sind. Dieses kleine Beispiel zeigt wie komplex alles zusammenhängt, wie wichtig das „Führen" von gesunden Beziehungen auch in Unternehmen geworden ist. Kunden kaufen selten „nur" Produkte, sondern meistens wird, (das ist natürlich branchenabhängig), ein Gefühl gekauft. Es ist ein Jammer, wenn der Früchtekorb des Unternehmens voller saurer Zitronen ist - der Kunde wird es merken.

Das zweite Merkmal, dass ein Mensch, bzw. sein energetisches Fahrzeug sich auf einer Zeitlinie bewegt, zeigt deutlich, dass es eine Kunst für einen Unternehmer ist, genau zum richtigen Zeitpunkt, den richtigen Kandidaten per Bewerbung zu erwischen. Als Personalentscheider muss man einen sehr tiefen und klaren Kontakt zu sich selbst, in Verbindung zu den Unternehmenszielen haben, um zu spüren, ob der Kandidat der Richtige ist. Dann entwickelt sich ein Mensch noch entlang der Zeitlinie - das kann bedeuten, dass ein Mitarbeiter für ein zwei Jahre richtig ist, dann nicht mehr passt, da kann niemand etwas machen - das energetische Fahrzeug des Unternehmens UND des Mitarbeiters hat sich entlang der Zeitlinie entwickelt. Vielleicht zeigen sich nach zwei Jahren ganz andere Fähigkeiten - Unternehmer nennen das „die richtige Positionierung finden" - auch hier ist wieder Hochsensibilität gefragt, dem Mitarbeiter das zu geben, damit er in seine Kraft kommt.

Das zweite und dritte Merkmal lässt sich auch in Paarbeziehungen erkennen. Zwei energetische Fahrzeuge lernen sich kennen (ich gebe zu, in diesem Kontext hört es sich sehr kalt an), verlieben sich.

In jedem Fahrzeug, in dem des Mannes und der Frau ist eine höchste individuelle Lebenszeit dieser Beziehung festgelegt - so meine Beobachtung. Das ist der Grund warum Trennung normal sein kann - in den energetischen Fahrzeugen der Menschen kann eine Beziehung für das ganze Leben stehen, oder nur bis die Kinder groß sind, oder nur ein, zwei Jahre, dann eine neue Beziehung, oder im Leben mehrere Beziehungen, manche Menschen treffen sich nur damit Kinder entstehen, manche haben nie eine nahe Beziehung in der Form von Frau und Mann.

Das ist die Realität (des energetischen Fahrzeuges) - ob wir damit glücklich werden, d.h. „Ja" zu dem sagen was in uns „ist", liegt in unserer Hand.

Wie oben schon geschildert, ist das Annehmen dessen was ist, das Auflösen der Widerstände, das Entlasten der Ladefläche des energetischen Fahrzeugs, eine der Kernmöglichkeiten befreiter zu leben. All das lehre ich in der Energieschule. Die Absolventen der Energieschule, die Energieseher können durch Sitzungen das Freiräumen des energetischen Fahrzeugs, d.h. das Auflösen von Blockaden anbieten. Mittlerweile gibt es sehr viele Energieseher in vielen Ländern.

Mit dem Lesen des energetischen Fahrzeuges von Unternehmen lassen sich also Aufschlüsse darüber ableiten, wie der Energiefluss ist, wo es hakt und „was" man tun kann. Führungsziele und Führungsstile verändern sich, damit die Beziehung zu den Kunden, ein globaler „menschlicher" Aufräumprozess mit erstaunlicher Wirkung - der Mensch rückt damit wieder in den Mittelpunkt. Stellen Sie sich mal vor, alle Personalleiter dieser Welt könnten die energetischen Fahrzeuge dieser Welt lesen - niemand würde mehr den „falschen" Mitarbeiter einstellen, bzw. wäre es möglich, Mitarbeiter an die „richtige" Position, im Sinne von Energiefluss, zu bringen.

Zu den Beratungen kommen auch angehende UnternehmerInnen, die ihr Fahrzeug lesen lassen, um zu erkennen ob sie überhaupt für die Unternehmerschaft gemacht sind. Solch ein Wissen kann erhebliche Investitionen sparen. Oder erfahrene UnternehmerInnen lassen sich vor großen Investitionen „ihr" energetisches Fahrzeug lesen.

Die Uhr des Lebens, ein Ausblick

„...Die Sitzungen mit meinen AssistentInnen waren eine Insel der Stille, in der es mir immer mehr gelang durch das Stillhalten des Körpers mich nicht mehr mit den Körpergefühlen zu identifizieren, d.h. auf die Körper-

gefühle zu reagieren. Darin fand sich anscheinend ein weiterer Schlüssel zum Glück: Nicht reagieren auf das „was ist". Den Körper nicht bewegen, den Körper „von Innen" die Auflösungsarbeit machen lassen. Ich war jahrelang auf dem richtigen Weg gewesen, habe jahrelang das „Richtige" gelehrt, nur mich selbst vergessen. In diesen Momenten der Stille empfand ich ein erneutes Aufflammen meiner Leidenschaft gegenüber meiner Arbeit mit Menschen. Und dieses Aufflammen war GedankenLos!, ohne Gedanken, es war ein Körpergefühl, es war Liebe. Mich rettete etwas, was ich selbst lehrte und entwickelte. Ich wurde wieder lebender Beweis für die Wirksamkeit dessen...."

Die Uhr des Lebens tickt. Realistisch betrachtet ist das Leben etwas, welches sehr eigentümlichen energetischen Gesetzen gehorcht. Vieles tun wir, um Leiden zu vermeiden, um damit Glück zu mehren.

Ich bin tief überzeugt von dem Modell des energetischen Fahrzeuges, im „Privaten", als auch im „Unternehmerischen". Ich bin ein lebender Beweis. Ich bin überzeugt davon, dass es immer wichtiger für uns und unsere Kinder sein wird, sich mit Energien, die uns nähren, auszukennen.

Ich kann die kompliziertesten menschlichen Verwicklungen, Systeme, Unternehmen, Gruppen, (Fußball-Vereine) energetisch analysieren, sie in sekundenschnelle erfassen, daraus Energiekarten erstellen, die klar sichtbar machen. „Wo hakt es?" - eine der zentralsten Hauptberatungsanfragen.

Was sind also die Grenzen dieser Arbeit? Die Grenzen sind in jedem energetischen Fahrzeug festgelegt und damit in Ihnen selbst festgelegt.

Was ich als „Macher" dieser Workshops und Energieschule versichern kann ist, dass sich durch meine Arbeit bei Menschen und Unternehmen sehr viel bewegt hat. Man muss es erleben.

Wenn ich an Ihrer Stelle wäre, dann würde ich einfach mal eine „Freiräumungssitzung" bei einem von uns ausgebildeten Energieseher machen. Haben Sie Mut zu einer Ersterfahrung im Freiräumen Ihres energetischen Fahrzeugs. Manche EnergieseherInnen (Vesseling PractitionerInnen) haben die Arbeit als Berufung entdeckt, andere erlernen die Techniken nur „für sich", ganz privat. Vielleicht kennen Sie ja eine/n EnergieseherInnen (Vesseling PractitionerInnen) aus Ihrem Bekannten- oder Freundeskreis.

Durchbrechen Sie Ihre Hemmschwelle - fragen Sie doch einfach nach einer Sitzung, wenn Sie die Möglichkeit dazu haben.

Halb so gut

Musik&Text: Martin Brune http://www.martin-brune.com

wenn ich dein Gesicht seh
deine grünen Augen
Sommersprossen auf königlich weißer Haut
und ich mich immer wieder wunder
wie wunderschön du bist
wie wunderschön du bist
dann geht's mir gut
so gut
dann geht's mir gut
so gut
ich könnt auch ohne dich leben
ich könnt auch ohne dich sein
aber nur halb so gut
nur halb so gut
nur halb so gut
nur halb so gut

wenn ich deine warmen Hände spür
deine Fingernägel seh
rot, grün, blau, schwarz, weiß und braun und was weiss ich
und ich mich immer wieder wunder
wie die Farben
wie die wunderschönen Farben zu deinen Kleidern passen

dann geht's mir gut
so gut
dann geht's mir gut
so gut
ich könnt auch ohne dich leben
ich könnt auch ohne dich sein
aber nur halb so gut
nur halb so gut

148

nur halb so gut
nur halb so gut

wenn ich dich beim Tanzen seh
und wenn du lachst
an deinem Haarband ziehst
und dir die Haare aufmachst
und ich mich immer wieder wunder
wie schön du bist
wie wunderschön du bist
dann geht's mir gut
so gut
so gut
so gut
ich könnt auch ohne dich leben
ich könnt auch ohne dich sein
aber nur halb so gut
nur halb so gut
nur halb so gut
nur halb so gut
aber nur halb so gut
nur halb so gut
nur halb so gut

Die 4.Entdeckung: Die Vesseling Energieschule. Wie man das alles sogar lehren und lernen kann.

"..Es war ein unglaubliches Erlebnis. Ich war nach Tagen so ruhig und gelassen – selbst Essen wurde anstrengend. Nachdem der Körper nun immer ruhiger wurde, schien die innere Welt mehr „nachzuziehen". Ich bemerkte eine deutliche Verkleinerung meines Gedankenstroms, und eines Tages, ein weiterer Schritt, geschah etwas Unglaubliches: Ich bemerkte wie ich meine Gedanken beobachtete und den Raum zwischen meinen Gedanken wahrnahm, also den Platz zwischen den Worten..."

Wie schön ist die Vorstellung, wir könnten uns von unserem ganzen Lebensballast, von unseren Dramen, von unseren Traumata verabschieden, sie einfach und für alle Zeit loslassen und nach vorne schauen. Wenn wir das nicht tun, nehmen wir kiloweise schmutzige Wäsche mit auf das Floß unseres Lebensstroms. Wenn die Wäsche sich mit Wasser vollsaugt, dann gehen wir irgendwann unter.

Man darf sich also nichts vormachen. Wir müssen zuerst unseren Ballast abwerfen, uns reinigen, und das geht nur, wenn wir bereit sind, tief in unsere Wunden zu schauen, um diese Wunden in Quellen der Kraft zu verwandeln. Das bedeutet Arbeit an sich selbst. Aber diese Arbeit ist nicht mit Leistung verbunden, sondern eigentlich nur damit, die eigenen Probleme zu erkennen, wahrzunehmen, sie zum „Thema" zu machen und dann die Wunde zu verwandeln – „Ja" zu sagen.

Und diese Quellen sind es dann, die das Floß mit voller Kraft voraus nach vorne in Richtung Bestimmung im Sinne von Glück und Selbstverwirklichung treiben. Jedes Hindernis wird bearbeitet, jeder schwere Stein wird bearbeitet und entfernt. Bis es nur noch so rauscht ...

Die Hindernisse und Widerstände sind unsere unerledigten Probleme, Traumata, vergangenen Konflikte, nie gesagten Entschuldigungen, unsere schwere Kindheit, der Bruder, der Vater, die Schwester, die Dramen mit der Mutter. All diese Energien informieren und bestimmen noch heute unseren Alltag. Wie sollen wir zu unserer Bestimmung im Sinne von Selbstverwirklichung kommen, wenn wir nicht den Haufen schmutziger Wäsche und die Felsen im Fluss entfernen?

Denn für Probleme haben wir eigentlich keine Zeit – der Acker unseres Lebens will jetzt bestellt werden! Es geht also um Träume. Es geht um Glück. Nicht das Glück der Glücksformeln und Ratgeber, sondern um die Erfüllung des Lebenstraums, der in unserer Lebensaufgabe besteht. Es geht darum, Glück als solches erlebbar zu machen, nicht einfach nur zu behaupten, dass man glücklich sei, sondern Glück wirklich zu fühlen – im Hier und Jetzt.

Jeder kann die Energietechniken lernen. Und auch hier sind die Erfolgsmeldungen umwerfend. Was ich selbst als Leiden empfunden, nach dem „Ja" sagen endlich als Kraft entdeckt habe, kann ich inzwischen steuern – und andere können es einfach studieren und praktizieren.

Was habe ich eigentlich von dem energetischen Prozess?

„...Der Platz zwischen den Worten in meinen Gedanken war wie eine Öffnung, ein Tor zum Himmel der Glückseligkeit. Im Platz zwischen den Worten schien die Welt zu scheinen, schien Raum zu sein. Der Raum zwischen den Worten meiner Gedanken wurde im Laufe der Zeit immer größer. Waren es anfangs ein paar Sekunden, so wurden es später Minuten, dann Stunden. Ich war Gedankenfrei! GedankenLos! gewesen!...“

In der Energieschule bekommt man alle Techniken vermittelt, wieder energetisch „ganz" zu werden. Und „ganz" werden bedeutet die Trennung zu sich selbst aufzulösen.

Eine der wesentlichen Erfahrungen der Teilnehmer ist, dass sie wieder „zurück in den Körper kommen", das heißt sich vom Grübeln, vielen Nachdenken, von Kopfentscheidungen lösen. Man könnte auch sagen, dass sich das „Ich" im egoistischen Sinne auflöst, das heißt, der dunkle Fleckenkörper beziehungsweise die Widerstände gegen das vermeintlich Dunkle verändern sich.

Dadurch, dass sich das trennende Ich auflöst, gelangt der Mensch wieder mit seiner Aufmerksamkeit in den Körper – wobei „Körper" nicht nur den physischen Körper meint, sondern gerade den Lichtkörper – oder auch das „essentielle Selbst". Das dürfte nun schwer zu verstehen sein – aber im Grunde genommen meint „zurück in den Körper kommen" eigentlich nur, dass wir uns wieder mit einer Intelligenz verbinden, die viel größer ist als die „Kopfintelligenz".

Die Intelligenz des Körpers ist es nämlich, die es schafft, unglaublich komplexe Prozesse, wie zum Beispiel das Wachstum eines Menschen vom Kind zum Erwachsenen, zu steuern.

Unsere lineare Kopfintelligenz könnte niemals solche komplexen Prozesse steuern.

Je mehr wir im Kopf sind, desto weniger sind wir mit dieser Körperintelligenz verbunden. Diese Körperintelligenz beinhaltet unser Wissen – nicht in Form von Formeln oder Wissen in Form von Geschichtsdaten, sondern vielmehr in der puren, authentischen und reinen Form von Gewissheit.

In unserem Körper steckt Gewissheit, welche einem kopfmäßigen Wissen trotzen kann. Diese Gewissheit speist unsere Intuition – und diese ist es, die unser Leben in die richtigen Bahnen lenkt und uns auch die gefühlt richtigen Entscheidungen treffen lässt, wenn das egoistische Ich endlich ausgeschaltet ist. Diese Gewissheit in allen Situationen des Lebens kann uns dann Glücksgefühle und Sicherheit erleben lassen. Der Teilnehmer lernt im Laufe der Energieschule, wieder zurück in den Körper zu kommen.

Lehrer, die in den Körper zurückkommen, lehren dann Kindern mit Herz und Intuition Dinge aus dem Leben – sie werden Lebenslehrer.

Musiker, die in den Körper zurückkommen, spielen die Instrumente aus dem Körper heraus – also intuitiv Musik des Herzens – das berührt wiederum die Herzen der Zuhörer.

Ärzte, die in den Körper zurückkommen, finden eine ganz andere Form der Arbeit mit Patienten.

Filmemacher, die in den Körper zurückkommen, fangen an Filme zu drehen, die das Mitgefühl der Menschen anrühren.

Künstler, die in den Körper zurückkommen, berühren die Menschen durch ihre Farben.

Unternehmer, die in den Körper zurückkommen, machen aus ihren Unternehmen intuitiv geführte Unternehmen, die von der Kraft der Intuition, der inneren Gewissheit getragen sind. Diese Unternehmen sind dann vom Prinzip des Gelingens und der Vision genährt. Erfolg muss erfolgen.

Wer in den Körper zurückkommt, der glaubt an sich selbst, hat wirkliches Selbstbewusstsein und spürt innere Sicherheit und Stabilität.

Wer nimmt daran eigentlich teil?

„..Durch diese GedankenLosigkeit öffnete sich etwas in mir, was schon immer da war: Mein reines Bewusstsein. Ein dunkler Vorhang, der aus der Identifikation mit dem Gedankenstrom bestand, verschwand immer mehr. Dieser dunkle Vorhang, der wie eine dunkle Blende vor einer Kamera war, verdeckte mein Bewusstsein, meine gesamte Wahrnehmung..."

Ganz normale Menschen!

Die Intentionen, an der Schule teilzunehmen, sind so verschieden wie die Menschen selbst. Die einen erhalten eine erstklassige Ausbildung als Energieseher. Wieder andere wollen das erlernte Energiesehen in ihr Leben (Beruf, Familie usw.) tragen oder neue Möglichkeiten entdecken.

Aber eines haben alle Teilenehmer gemeinsam: Der Schwerpunkt während des Basis-, Seher- und Visionskurses ist die Arbeit an sich selbst. Allen geht es darum mehr Klarheit im Leben zu finden, denn nur dann können wir in unsere Kraft gelangen.

Teilnehmer aus allen Berufszweigen und Lebensbereichen nehmen an der Schule teil (Schauspieler, Musiker, Lehrer, Ärzte aller Richtungen, Unternehmer, Therapeuten, Anwälte, Menschen aus sozialen Berufen, Techniker, Ingenieure und viele, viele mehr). Zahlreiche Unternehmen schicken schon ihre Mitarbeiter in unsere Schule.

Für viele ist die Schule interessant, da sie Energietechniken lehrt, die in den verschiedensten Lebensbereichen ihre Anwendung finden. Im Visionskurs lernen wir Techniken, unsere Lebensprojekte energetisch manifestieren zu lassen – und das in allen Lebensbereichen. Hier lernen wir spielerisch zu wünschen und unser Leben zu visionieren.

Die meisten haben keine Vorkenntnisse und sind auch nicht esoterisch "unterwegs". Mit "Esoterik" oder dem, was man damit verbindet, hat unsere Schule nichts zu tun – nur mit Einfachheit und Authentizität.

Was ist die Vesseling Energieschule, was nicht?

„In diesen Momenten taumelte ich durch den Park vor Glück. Alles schien mit Raum umgeben zu sein. Die Bäume waren so grün wie noch nie, waren mit goldenem Licht umgeben, alles roch nach Leben – ich war verbunden mit dem Park und mit mir selbst – wir wurden eins. Ich war die Schwere los, wieder verbunden mit meiner inneren Quelle und wusste nun um die GedankenLos! Mediationstechnik, darum, dass jede Sitzung, die Menschen mit Energiesehern machen schon „an sich" Mediationen sind, dass jeder Energieseher (Vesseling Practitioner), Stillegeber, Liebegeber ist. Der Weg zum inneren Frieden scheint also näher zu sein, als man „denkt". Jeder ist sich wirklich selbst am Nächsten."

Das Erlernen des Loslassens von energetischen Blockaden (Schwere) ist natürlicher Bestandteil der Kurse, aber der Focus liegt auf der Steigerung der Lebensfreude und das Finden von Lebensvisionen! Deswegen brauchen die Teilnehmer zur Teilnahme auch eine gewisse innerliche Stabilität. Wir sehen unsere Energiearbeit in KEINEM therapeutischen, medizinischen, oder gar religiösen Kontext. Wir behandeln während der Kurse KEINE Krankheiten.

In unsere Energieschule kommen Menschen, die „für sich" ein wenig weiter kommen, Visionen, und vor allen Dingen Spaß im Leben (wieder) finden wollen. D. h. auf den Kursen wird auch viel getanzt und Party gemacht.

Wir vertreten KEINE „Richtung", Heilansatz, Heilsystem und KEIN manipulatives Konzept von Heilung. Wir lehren die Erleichterung des Energiekörpers durch die Kraft der Stille, durch Meditation, um aus dieser Kraft Ideen und Lebensvisionen zu finden. Man lernt die Form der Vesseling Sitzung als Vesseling Practitioner, und auch in Gruppen zu meditieren.

Wir machen keine Versprechungen, stellen keine Diagnosen („nur unser Ansatz wirkt") und erzeugen kein unreales Bild von Lehrern und Assistenten (á la Saubermann/-frau). Wir wollen nicht die Welt retten oder missionieren (denn der Anfang liegt bei jedem selbst), wir wollen keine Identifikation mit uns, keine Abhängigkeit und keine Kampfkommunikation.

Unsere Energieschule ist eine Schule in der man das „Jetzt" als transformierende Kraft kennenlernt.

Bei uns kümmern wir uns um das Anschauen von energetischen Blockaden und um die Steigerung der Lebensqualität & Freude im Leben!

„Es sei an dieser Stelle nachdrücklich darauf hingewiesen, dass die Vesseling Meditationen & Visionsfindung und die Teilnahme an Seminaren oder Konsultationen keinesfalls den Besuch eines Arztes und dessen diagnostische Tätigkeit und Behandlung ersetzen kann und soll. Ebenso wenig sollten Sie die von Ärzten verschriebenen Medikamente absetzen!"

Die Teilnehmer der Energieschule sind eher jünger (so zwischen 20-55), wobei natürlich auch ältere Teilnehmer willkommen sind. Beruflich kommen die Teilnehmer aus allen Lebensbereichen....: Unternehmer, Unternehmerinnen, Therapeuten, Psychologen, Ärzte, Prominente,

aber auch Menschen, die nicht öffentlich sind, und ganz „normale"
Berufe haben. Manche gönnen sich eine Auszeit und besuchen unsere
Kurse. Die Berufe spielen aber für den individuellen Entwicklungspro-
zess zunächst keine Rolle.

Das Weltbild auf den Kopf stellen - Vesseling Source, Vesseling Sitzungen. Die Neuerfindung des Menschen

Über 6 Jahre hat die Entwicklung von Vesseling Souce gedauert. Wir
haben ein neues Sitzungstool entwickelt, wodurch es jedem möglich
wird, seine schon seit Jahren bestehenden belastenden Abhängigkeiten
energetisch abzustreifen.

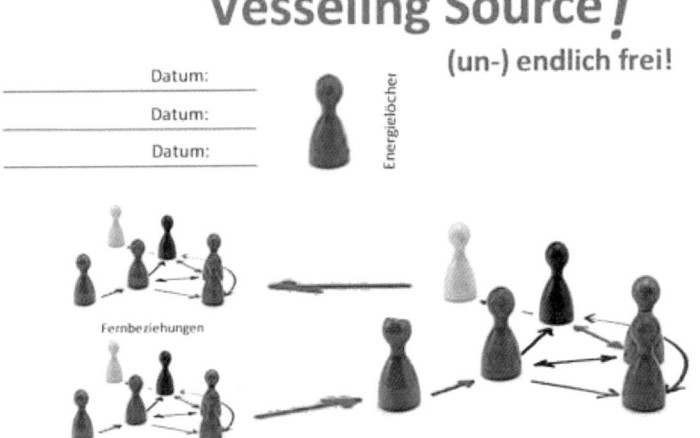

(c) Vesseling.de - Martin Brune

Wie oft haben es schon viele Menschen versucht endlich das eigene
Gewicht zu reduzieren, mit dem Rauchen aufzuhören, von den zucker-
lastigen Nahrungsmitteln loszukommen, etc.? Jeder der diesen Versuch
des Loslassens schon einmal durchlebt hat, kennt den darauf folgenden
„JoJo-Effekt"! Dieser liegt darin begründet, dass die Abhängigkeit nur
per Verstand versucht wurde losgelassen zu werden. Notwendig ist aber
vorher eine Lösung im Energiefeld.

Menschen die sich von bestimmten Dingen abhängig fühlen, sind energetisch gesehen nicht mit ihrer eigenen Quelle (Source) verbunden

und versuchen ihre energetischen Löcher, die durch die Bedürftigkeit der ihnen nahestehenden Personen (in der Kindheit) entstanden sind, die Quelle im Außen zu suchen um sie wieder zu füllen.

Leider ist es jedoch nicht möglich diese energetischen Löcher zu füllen….der Versuch bedingt immer wieder ein Gefühl von Mangel…ein Gefühl von „ich brauche mehr!".

Diese Abhängigkeiten können sich jedoch in noch weitere Lebensbereiche ausdehnen wie z.B. in Partnerschaft, Computer, Telefonieren, Fernsehen, etc., um hier nur ein paar weitere Beispiele zu nennen.

Der Basiskurs - die Vesseling Sitzungen

„Einsteigen kann man mit dem Basiskurs."

Vesseling Source ist eine eigenständige Sitzungsform, bei der man nicht an „Themen" oder dunklen Flecken arbeitet oder in einen Energieprozess einsteigt. Das Erlernen der Vesseling Sitzungsform, der Seherfähigkeit, das Abstreifen des dunklen Fleckenkörpers, die Manifestierung von Lebensträumen und Visionen - all das startet mit dem Basiskurs. Im Basiskurs lernt man die Grundtechniken. Dabei geht es nicht darum, die Vergangenheit „vom Kopf" her loszulassen, sondern eher energetisch zu bearbeiten und zu verändern, anzunehmen.

Viele Prozesse sind in dieser energetischen Welt, so wie ich sie nenne, anders. In dieser energetischen Welt wird zuerst die Energiestörung verändert. Nachdenken statt Vordenken: Erst Energien verändern, dann verstehen.

Die meisten traditionellen Therapieformen zielen darauf ab, erst einmal alles zu verstehen. Und erst wenn wir alles verstanden haben, dann können wir etwas verändern. Hier ist es genau umgekehrt: Zuerst die Energieveränderung, dann das Verstehen.

Im Basiskurs lernen die Teilnehmer, Energiestörungen im leuchtenden Energiefeld des Klienten zu finden und zu bearbeiten. Das ist der Vesseling Prozess.

Leichte Energien, verdichtete Energien lassen sich mit diesem Prozess löschen. 80 Prozent des gesamten Kurses bestehen aus praktischen Übungen. Der Teilnehmer lernt, mit sich selbst und anderen energetisch zu arbeiten, die eigenen Wunden in Quellen der Kraft zu verwandeln, zu verändern. Er beginnt damit, den Fluss seines Lebens zu bearbeiten und zu säubern.

Mit dem Herzen sehen: Seherkurs

Im Seherkurs lernen die Teilnehmer Energien zu sehen.

„Sehen" ist das meist missverstandene Wort. Mit „Sehen" verbinden die meisten das Sehen von fantastisch gefärbten Auren, ein Feuerwerk von Licht, welches den Klienten umgibt oder ähnliche Fantastereien. All das ist NICHT Sehen. „Sehen" in alten Kulturen heißt vielmehr, nicht nur mit den Augen zu sehen, sondern auch mit dem Herzen. Es bedeutet zu lernen, hinter die Kulissen zu schauen, hinter die Masken der Klienten. Es bedeutet zu lernen, die wahren Geschichten hinter den Energiestörungen zu sehen. Und „Sehen" kann wirklich sehen, aber auch schmecken, riechen oder einfach nur fühlen bedeuten. All das ist „Sehen".

Teilnehmer berichten oft nach erfolgreichen Sitzungen, dass sie nicht nur das Trauma in Form von Bildern gesehen haben, sondern auch den Geruch der Szenerie in der Nase hatten und die Umgebungsgeräusche gehört haben. Das alles bedeutet „Energie" zu sehen. Das reine Energiekörper-Sehen ist nur ein kleiner Teil von dem, was der Teilnehmer in der Schule lernt.

Denn erst, wenn man wirklich sehen kann, kann man erfolgreich Energien – seien es Ahnenenergien oder einfach nur verdichtete Energie in Form von Pfeilen, Schwertern oder Messern – extrahieren, also aus dem Leuchtfeld des Klienten löschen. Ich habe selbst Heilerschulen besucht, aber niemals eine abgeschlossen. Ich fand in keiner Schule eine Lösung meines „Seherproblems", das heißt den Wunsch, meine äußerst ausgeprägte Hellsichtigkeit ein wenig steuern zu können.

Auch die so wichtigen Techniken der Veränderung von Energien sind Bestandteil des Seherkurses. Denn was würde es dem Klienten nutzen, wenn wir nur die Energien sehen könnten, sie aber nicht entfernen würden?

All das ist der Seherkurs. Am Ende lernen die Teilnehmer noch die Technik, sich gegenseitig über die Ferne zu behandeln. Die meisten der Teilnehmer versetzt diese Technik in ehrfürchtiges Staunen – vor allen Dingen, wenn der Erfolg der Behandlung hinterher von demjenigen bestätigt wird, mit dem gearbeitet wurde. Die Rückmeldungen sind sensationell. Wenn man all das dokumentieren könnte, wäre es wirklich filmreif. Kein Problem muss wegen räumlicher Distanz unbearbeitet bleiben. Alle Teilnehmer können nach dem Seherkurs Energien sehen. Noch nie habe ich erlebt, dass ein Teilnehmer es danach nicht beherrschte.

Die Lebensaufgabe erfahren: Visionskurs

Aber all das dient eigentlich nur einem: Der Vorbereitung auf das, was noch kommt. Im Visionskurs lernen die Teilnehmer, sich darum zu kümmern, wofür wir eigentlich auf der Welt sind: Die Fähigkeit zu nutzen, sich unsere Welt zu erschaffen, um damit letztendlich unsere Lebensaufgabe, unsere Bestimmung in Form von Selbstverwirklichung zu erfüllen. Und das in allen Bereichen des Lebens: Beruf (Berufung), Liebe/Partnerschaft, psychische Gesundheit und physische Gesundheit.

Das zentrale Merkmal des Visionskurses besteht in dem energetischen Loslassen dessen, was uns an der Verwirklichung unserer Bestimmung in diesen Lebensbereichen wirklich aufhält.

Im Visionskurs „springen" wir quasi in das frische, abenteuerliche Wasser unseres Lebens.

„Ja – ich lade alle dazu ein".

Was ist die Zeit?
Musik&Text: Martin Brune http://www.martin-brune.com

manchmal wunder ich mich,
bekomm ich vom Leben was anderes als gewünscht.
manchmal ärgert es mich,
hätt ich dies oder jenes getan oder auch nicht.

was ist die Zeit?
was ist die Zeit?
nur ein Ticken im Klang der Ewigkeit

das ist die Zeit.
das ist die Zeit.

nur ein Ticken im Klang der Ewigkeit

manchmal träum ich von dir
verflossene Liebe, vergangener Zeiten, in mir
und manchmal wünsche ich mir
die Uhr des Lebens zu stellen, zurück zu Dir.

was ist die Zeit?
was ist die Zeit?
ein offenes Meer, voller Unsterblichkeit
was ist die Zeit?
was ist die Zeit?
ein offenes Meer, voller Unsterblichkeit

manchmal sage ich mir,
wo die Zeit auch hingeht, ich folge ihr.
und dann bekomm ich manchmal Angst
wo geht's jetzt hin, wo geht's jetzt lang.
… Was ist die Zeit …

Gedanken zum Schluss:

Nachdem ich die erste Auflage dieses Buches veröffentlich hatte, gab es große Begeisterung unter den Lesern. Es gab auch manche Leser, die dieses Buch als reines „Marketingblättchen" gesehen haben. In Deutschland ist es sehr schwierig, Menschen zu begeistern. Hinter allem und jedem wittert der ängstliche Skeptiker eine Masche oder einen Trick. Ich war früher selbst so, ich kann es verstehen. Dieses Buch ist kein Trick, sondern gelebte Realität.

Ich glaube ganz tief und fest, den Kern von Problemen des Menschen gefunden zu haben, und ich weiß, dass manche Menschen denken: „Wer kann das schon von sich sagen, der spinnt!"

Bei vielen Menschen stößt Vesseling auf Begeisterung, bei anderen auf Widerstand. Glauben Sie mir, so etwas zu machen, was wir tun, ist in dieser von Neid erfüllten Welt nicht einfach.

„Neid muss man sich hart erarbeiten, Mitleid bekommt man umsonst!", sagte mal ein Freund von mir.

Unsere Vergangenheit abstreifen wie die Schlange ihre Haut – das klingt sehr reizvoll. Glauben Sie mir, es ist so einfach. Und damit komme ich auch zurück auf mein so spärliches Vorwort. Denn für Schwere im Leben haben wir keine Zeit mehr. Wie bedauerlich ist es, wenn man sich über Jahrzehnte mit einem Dauerzustand abplagt, von ein- und demselben Problem gequält wird und dadurch von der Arbeit an der Erfüllung seiner eigentlichen Träume, seiner Lebensaufgabe, seines Glücks abgehalten wird. Wir haben keine Zeit mehr. Es eilt.

Die Vesseling Energieschule ist, wie dieses Buch, eine sehr authentische Energieschule. In den Anfängen von Vesseling war das nicht so. Während der Seminarwochen hatte ich noch Konzepte gelebt wie: „Morgens früh aufstehen, Meditieren, von Außen aufgezwungene Stille, abends früh ins Bett, Rauchen verboten, Bier, Wein, Sekt verboten, keine Partys, totale Innenkehr, keine Ablenkung".

Mit der Zeit jedoch wurde mir klar, dass dieses Konzept ein Konzept war und dem Leben fremd ist. Auch wenn viele Menschen nach diesen Konzepten, die Gegenprogramme zum wahren Leben sind, suchen, hatte ich mich dennoch für die Integration des realen Leben entschieden. Es ist doch alles so, wie es ist!

Warum nicht den Menschen auf dem Bahnhof seines Lebens abholen, auf dem er sich befindet? Die Raucher werden natürlich im Laufe der Zeit diese Abhängigkeit abstreifen (Anm.: Ich habe früher selbst geraucht, war abhängig – jetzt „paffe" ich ab und zu nur noch Zigarillos), aber warum es durch ein Konzept verbieten? Das ist nicht das Leben! Während der Kurswochen kann es also sein, dass richtige Parties gefeiert werden: Tanzen, Feiern, Musik machen, ausgelassen oder auch nicht. Es qualmt, es ist manchmal laut, dann wieder leise, die Kurse beginnen immer um 9 Uhr, und das, was bis 9 Uhr morgens passiert, gehört auch dazu! Zum Glück ins Jetzt!

Hier löst sich auch auf, warum auf dem GedankenLos! Schriftzug des Buchcovers eine liegende Dame und ein stehender Herr zu sehen ist. Von unserer Seite solle es einfach nur bedeuten, dass jeder Mensch in sich einen maskulinen und femininen Teil in sich trägt. Während der Kurse geht es also auch um die Integration dieser beiden Seiten.

Tagsüber werden Themen gefunden, und es wird an dunklen Flecken (Blockaden) des Energiekörpers gearbeitet. Bei uns kann man das Holz, mit dem Feuer gemacht wird, in die Hand nehmen und riechen. Wir halten uns in manchen Teilen der Wochen draußen auf, riechen die Luft, spüren den Regen, fühlen die Sonne und wenn Musiker unter den Teilnehmern sind, wird mit echten, akustischen Instrumenten Musik gemacht. Bei uns entstehen wahre und authentische Begegnungen. So sehr manche Teilnehmer in den Anfängen der Kurse fremdeln, um so sehr verändert sich das nach nur ein paar Tagen. Bei uns geht es um Freundschaft, die nur aus diesen Begegnungen entstehen kann.

Wir glauben tief und fest an das Projekt „Mensch". Die Erfahrungen während der Kurse beweisen es.

Ein Leben dauert mehrere Jahrzehnte. Eine energetische Behandlung dauert etwa 30 Minuten und bedarf keiner Abhängigkeit. Denn was weg ist, ist weg. Noch einmal und ein letztes Mal: Ich habe es selbst vorher nie für möglich gehalten – und es wirklich erlebt.

Ich habe in den letzten Jahren mit sehr vielen Menschen (und Unternehmen) gearbeitet. Ich hätte nie gedacht, dass das möglich gewesen wäre.

Sie sollen Ihr Leben Ihr Leben lang leben. In vollkommenem Glück. In Ihrer Lebensaufgabe. Dafür sind Sie auf dieser Welt und von der Natur gemacht. Sie bestimmen allein durch den Grad Ihrer energetischen Verbesserung, wie das Glück Architekt Ihres Lebens wird und es positiv organisiert und verändert. Denn nur, wenn Sie wirklich gesund werden, können Sie auch Gesundes, Helles, Reiches anziehen. Ihr Glück findet Sie dann vollkommen automatisch durch Zeichen, die Sie nicht mehr übersehen können.

Die Natur ist generös. Mangel ist überhaupt nicht vorgesehen – nur Wachstum und Stabilität. Sie ist Licht, Liebe, Leben. Darin besteht meine Mission, das ist der Zweck dieses Buches. Deshalb ist eigentlich heute der erste Tag vom Rest Ihres Lebens.

Glauben Sie mir, Sie werden die spannendste Reise antreten, die Sie je erlebt haben. Und das Spannendste an dieser Reise sind Sie selbst! Verlieren Sie keine Zeit.

Einige wenige Menschen beginnen im frühesten Alter im Vollbesitz ihrer reinen energetischen Kräfte zu leben und zu arbeiten.

Bestimmung heißt also, Glück in ALLEN Lebensbereichen zu erfahren, unsere Lebensaufgabe zu finden. Wenn wir innen rein sind, dann leben wir in Fülle, nicht im Mangel. Wenn wir innen rein sind, dann können wir nur Reines im Außen anziehen. Dann sind wir bereit, das zu erreichen, wovon wir träumen.

Der Vesseling Weg mit der Kraft des Jetzt beweist, dass wir alle in unserer Bestimmung in Form von Berufung, Liebesglück (welcher Lebensbereich auch immer) leben können – wenn wir bereit sind zu akzeptieren, dass wir aus „mehr" bestehen als nur aus Körper, Seele und Geist. Wenn wir dann noch bereit sind den Naturkräften des Hier und Jetzt zu begegnen, dann treten Sie die spannendste Reise Ihres Lebens an. Sie werden Ihr Weltbild komplett auf den Kopf stellen.

In unsere Energieschule kommen keine kranken Menschen. Kranke Menschen brauchen, so wie ich auch damals, ärztliche Hilfe. Zu uns kommen vielmehr Menschen, die vielleicht schon spüren, dass sich etwas Schweres anbahnen könnte, wenn man so weiter macht wie bisher.

Es kommen Menschen zu uns, die an sich arbeiten, sich entdecken und sich weiter entwickeln wollen. Unternehmen buchen unsere Kurse, um den Mitarbeitern die von uns erfundene klärende Kommunikation, Meditation oder die Techniken der Visionsfindung beizubringen (u.v.m.). Für alle Skeptiker zum Schluss: Ich war selbst der größte Skeptiker.

Gerade ich, mit meiner sehr bodenständigen Vergangenheit, konzentriere mich (bei allem Spaß, meiner Ironie, ein „nicht immer zu ernst genommen werden wollen", Witzeleien, kabarettähnlichen Vorträgen und Freude) immer auf gesunde Erdung, Realismus und Machbarkeit aller Vorhaben und Träume. Denn das Leben findet nicht im Konjunktiv statt, sondern im Jetzt. Nur im Jetzt lässt sich eine friedvolle neue Welt für Mensch und Unternehmen erhalten und erbauen.

Ihr Einstieg bei uns:

Die einen Leser machen erste Erfahrung mit einer Energiesitzung oder einer Beratungssitzung. Andere Leser wiederum steigen direkt in das Kurssystem ein. Von Firmen wird oft ein Meditations-& Visionstraining oder das Erlernen von klärender Kommunikation gefragt. Für manche Unternehmen (Personalentwicklung, Unternehmensentwicklung, Stressprävention) entwickele ich auf sie zugeschnittene Seminare. In allen Bereichen, überall da, wo Menschen miteinander arbeiten, kreieren und visionieren, lassen sich solche Seminare höchst erfolgreich umsetzen.

Das Thema Geld: Manche Interessierte, die dieses Buch gelesen haben, teilen uns mit, dass unsere Vesseling Angebote teuer sind und kein Geld da ist. Aber stimmt das wirklich?

Aus unserer Erfahrung, aus vielen Gesprächen ergibt sich eine ganz andere Wahrheit: Viele Menschen sagen uns, dass sie sehr viel Geld (tausende Euros im Jahr!) für Rauchen, Trinken, Autos, Freizeit und Urlaub ausgeben. Ein Bruchteil von dem kosten unsere Kurse. Für die Teilnehmer unserer Energieschule ist das Thema Geld kein Thema mehr, da sie grandiose Erfahrungen gesammelt haben. Für junge Erwachsene bieten wir sogar ein Stipendium an. Zu uns kommen nur die, die wirklich wollen!

Vesseling Beratungen zum energetischen Fahrzeug:

Schon in alten Traditionen und Kulturen wurden energetisch hochsensitive Berater hinzugezogen, wenn es um anstehende Entwicklungen, Projekte oder Lebensentscheidungen ging – egal ob persönlich oder „geschäftlich". Dabei hatten diese Berater nicht die Aufgabe, die Probleme anderer zu lösen, sondern vielmehr durch ihre Hellsichtigkeit und Sensibilität als „Spiegel" und Inspirationsquelle zu dienen. Die Beratungsfragen waren vielfältig – ob es unternehmerische Anfragen oder nur „private Belange" waren.

Diesen Beratern war es möglich, die Machbarkeit von Ideen und Vorhaben ganzheitlich, unter Berücksichtigung des Menschen und seines Umfeldes entlang der Zeitlinie anzuschauen und Entscheidungshilfen zu geben. Viele falsche und vor allen Dingen zu schnelle Entscheidungen und Fehler wurden dadurch im Vorfeld vermieden. Spiegelungen, wenn richtig durchgeführt, enthalten die energetische Wahrheit des Klienten.

Ich selbst habe mich auf diese (Beratungs-)Sitzungsform spezialisiert, kann aber, aufgrund der hohen Nachfrage im Monat, nur eine begrenzte Zahl an Anfragen entgegen nehmen. Stellen Sie einfach eine Anfrage.

Sitzungen bei Vesseling PractitionerInnen (Energiesehern):

Sie können Vesseling Energiesitzungen (Auflösung von Blockaden, „dunklen Flecken") oder auch Vesseling Source bei von uns ausgebildeten Vesseling PractitionerInnen machen. Sie genießen unser höchstes Vertrauen. Sie können dazu auch einfach eine Anfrage stellen.

Die Kurse:

Die LeserInnen, die an einem intensiven Wochenprozess interessiert sind, empfehle ich die Teilnahme am Basiskurs. Hier beginnt der tiefe Energie,-Seher- & Visionsprozess.

Wir leben in bewegenden Zeiten, in denen die Körper der Menschen durch Stress und Überforderung immer stärker belastet werden, gar „ausbrennen". „Retreat" bedeutet „Zurücktreten". Genau das tun wir während der Kurse.

Wir werden vom Alltag zurücktreten, entspannen und relaxen. Durch das Erlernen der tiefen GedankenLos! Meditation werden wir noch gelassener und ruhiger.

Vorträge:

Derzeit werde ich viel von Unternehmen, öffentlichen Institutionen zu (Kurz-)Vorträgen eingeladen. Es sind Lesungen, Vorträge über Vesseling, Vorträge über meine Lebensgeschichte, geführte Meditationen oder Vorträge über Visionsfindung (energetisches Fahrzeug). Alle Vorträge können bisweilen sehr witzig sein, entwickeln sich spontan aus dem jetzigen Moment. Die Vorträge sind sehr authentisch und lebendig, keine konzeptionierten Verkaufsvorträge mit Missionsauftrag! Auch während dieser Vorträge können wir uns kennenlernen.

Ihr Kontakt zu uns:

Sie können sich mit Ihrem Anliegen direkt an uns wenden. Da wir teilweise mit sehr bekannten, in der Öffentlichkeit stehenden Menschen zu tun haben, kennen wir den Wunsch um Vertrautheit und Diskretion. Alle Anfragen werden bei uns sehr vertraulich behandelt.

Vesseling! GedankenLos!
Institut für energetische Wissenschaften von Martin Brune
Postfach 510926
D-50945 Köln / Germany
Tel: ++ 49 221 17099832
http://www.vesseling.de

Da an manchen Tagen das Telefonaufkommen sehr hoch sein kann, empfehlen wir immer eine Kontaktaufnahme per E-Mail unter: institut@vesseling.de

Da wir unsere Vessel (Körper) mit der Beantwortung von Anfragen nicht stressen wollen, erhalten Sie in der Regel innerhalb der nächsten Tage eine Antwort. In der Ruhe liegt die Kraft! Wir bitten also um Geduld!

Mehr Infos zu allen Seminaren finden Sie unter: http://www.vesseling.de .

Ihr (Sha-)Martin Brune :-) & das gesamte Vesseling Team

Erfahrungsberichte

Die Erfahrungsberichte sind sowohl von den Teilnehmern der Energieschule als auch von unseren Klienten geschrieben worden. Um die Authentizität zu erhalten, sind die Texte ungekürzt und auch sprachlich nicht überarbeitet. Wir haben uns mit der neuen Auflage dieses Buches aber entschieden, die Erfahrungsberichte ausschließlich im Internet zu veröffentlichen. Sie können die sehr zahlreichen, ungekürzten Berichte hier lesen: http://www.vesseling.de/berichte.htm Auch Fotos aus den Gästebüchern sind hier zu finden.

Die Musik zu den Texten:

Wer an der Musik zu den Texten interessiert ist, kann auch die Musik des Albums „Ich lebe!" über uns bestellen.